改訂6版

救急蘇生法の指針 2020

市民用・解説編

監修　日本救急医療財団
　　　心肺蘇生法委員会

へるす出版

序　文

　　国際蘇生連絡委員会（ILCOR）は「心肺蘇生に関わる科学的根拠と治療勧告コンセンサス（CoSTR）」を2005年に初めて発表し、以後5年毎に改訂してきました。この世界共通のCoSTRに基づいて、国や地域がそれぞれの事情に合わせてもっとも効果的なガイドラインを作成することになっています。2017年からはILCORはCoSTRの改訂を5年毎に行う方針を変更し、部分的なアップデートを毎年行うようにしました。これに合わせて、アメリカ心臓協会では毎年ガイドラインの改訂を行うことになりましたが、ヨーロッパ蘇生協議会と日本蘇生協議会（JRC）では、頻繁に改訂がなされると現場におけるガイドラインの定着と実践を妨げる恐れがあると考え、これまで通り5年毎に、その間のアップデートをまとめてガイドラインの全面改訂を行う方針となりました。JRCでのガイドラインの策定時期については、当初2020年10月の2020年CoSTRアップデートの発表に合わせる予定でしたが、同年の年初から新型コロナウイルス感染症が世界中で猛威をふるい、多くの編集委員がガイドライン策定作業にあたることが困難な状況となったため時期が延期となり、2021年3月末に「JRC蘇生ガイドライン2020」としてウェブサイトに公表されました。その後に寄せられたパブリックコメントを整理して、6月末に確定版が書籍として出版されました。

　　日本蘇生協議会（JRC）はILCORへの窓口となることを目的として、2001年に日本救急医療財団心肺蘇生法委員会から独立して設立された組織です。JRCは2006年にアジア蘇生協議会の一員としてILCORに加盟し、これまで関連各学会の協力を得て「JRC蘇生ガイドライン2010」および「JRC蘇生ガイドライン2015」を策定してきました。今回出版された「JRC蘇生ガイドライン2020」は、2020年までの最新のCoSTRに基づいています。

　　市民による応急手当および一次救命処置の標準テキストである「救急蘇生法の指針」は、1993年に日本医師会救急蘇生法教育検討委員会から初版が上梓されました。主に市民を対象に行われる救急蘇生法の教育は、この指針に準拠することが求められています。そして、各種団体が応急手当および一次救命処置の研修コースを行う

さいの学習テキストや実習内容も、この指針に沿って作成され実施されます。

　2001年には日本医師会の了解のもとで日本救急医療財団心肺蘇生法委員会が構成機関の協力を得て「救急蘇生法の指針」の改訂を行うことになり、JRC蘇生ガイドラインの策定後はそれに合わせた改訂を行ってきました。今回の「改訂6版 救急蘇生法の指針2020（市民用）」および「改訂6版 救急蘇生法の指針2020（市民用・解説編）」は「JRC蘇生ガイドライン2020」に準拠し、市民用のテキストとして編集された最新のテキストです。

　今回の改訂では、前回に続き、すべての心停止傷病者に質の高い胸骨圧迫が行われることをもっとも重視しました。そのために、傷病者に反応がない場合だけでなく、反応の有無の判断に迷う場合にも、119番通報とAEDの要請を行うように改訂しました。また、これまでと同様に、普段どおりの呼吸があるか判断に迷うときは、ただちに胸骨圧迫から心肺蘇生を開始することを強調しています。講習を受けて人工呼吸の技術を身につけていて、人工呼吸を行う意思がある場合には、胸骨圧迫と人工呼吸を組み合わせることとしました。

　一方で、新型コロナウイルス感染症が流行している状況下では、すべての心停止傷病者に感染の疑いがあるものとして救命処置を行う必要があります。救助者への感染を防ぐために、成人の心停止に対しては人工呼吸を行わない手順を示しました。

　救急蘇生法の学習は、自分の大切な家族、友人、そして隣人の命を守りたいという人間的な愛の表現であり、市民の義務の1つと考えます。救急蘇生法の学習を通して市民がお互いに「命を慈しみ合う」安心で安全で温かな社会が醸成されることを、強く願っています。

　本指針の編集委員会および心肺蘇生法委員会委員の皆様に心から感謝を申し上げるとともに、本指針の普及により心停止にみまわれた傷病者の方々が、一人でも多く社会復帰できることを祈ります。

日本救急医療財団心肺蘇生法委員会
改訂6版 救急蘇生法の指針2020（市民用・解説編）編集委員会
委員長　坂本　哲也

改訂6版 救急蘇生法の指針2020（市民用・解説編）編集委員会

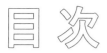

目 次

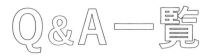

V　一次救命処置

Ⅵ ファーストエイド

VII 普及・教育のための方策

VIII 救命処置における倫理と法律

IX 新型コロナウイルス感染症流行期への対応

本書の基本理念

　救急蘇生法は、容態が急変した人の命を守るために必要な知識と手技のことです。このため、本書には医学的な説明、手順、手技が書いてあります。今まで、医療に関係のなかった方々には、馴染みにくいかもしれません。しかし、自分の大切な家族、友人、そして隣人が突然倒れたとき、その命を守るためには、これらの技能が不可欠です。

　馴染みのない救急蘇生法を学習するよい方法は、具体的なイメージを描くことです。たとえば、夕食後、自宅のリビングのテレビの前でおばあちゃんが急に意識を失って倒れたらどうすればいいの？　と自分に問いかけるのです。最初に声をかけて、返事がなければお父さんとお母さんを大声で呼んで、ポケットの携帯電話を取り出して119番通報し、次におばあちゃんが息をしているか確かめるために、胸とお腹の動きを観察して……など、実際の状況を思い浮かべて学んでください。

　実際の救急蘇生法では、手順や手技の正確さよりも急変した傷病者の命を守るために「何か役立つこと」を迅速に始めることが大切です。もし目の前で倒れた人に遭遇したら、臆せず躊躇せず、覚えていることをわずかでも実施してあげてください。周囲の人たちが助けてくれるはずです。

　自分の大切な家族、友人、そして隣人の命を守るために、そして見知らぬ市民同士がお互いに「命を慈しみ合う」安心で安全で温かな社会をつくるために、勇気をもって救急蘇生法を学んでください。

Ⅰ 改訂の要点

　本書『救急蘇生法の指針』は、『JRC蘇生ガイドライン2020』（JRC G2020）に基づいて改訂しました。

　前回のガイドライン改訂は2015年に行われましたが、そのさいには内容の単純化あるいは簡素化により、市民がその内容をよりよく理解し実施しやすいように配慮されました。それでも、市民にとって心肺蘇生は勇気がいることで、とくに反応や呼吸の判断に迷い、ためらってしまうことは珍しくありません。しかし、仮に心停止でない傷病者に胸骨圧迫を行ったとしても、傷病者に大きな害を与えることはまれなので、本書では、普段どおりの呼吸かどうかの判断に迷った場合もためらわずに胸骨圧迫を開始することの重要性をさらに強調しています。また、反応があるかどうか迷ったときでも119番通報をすれば通信指令員から、心停止の判断や胸骨圧迫の手技に関する助言をもらえます。

　また、成人と小児の「救命の連鎖」の概念を統一し、市民が行う心肺蘇生の手順は共通であるという考え方は、今回のJRC G2020でも引き継いでいます。その大きな理由は、市民が反応のない傷病者を目の前にしたときに、その傷病者が成人であっても小児であっても、"何もできない"ことを回避するために同じ手順にしました。勇気をもって、たとえば胸骨圧迫などの"何か"の行動を開始しやすいようにと考えたからです。

　前回と同様にJRC G2020では心肺蘇生を行う人の立場や熟練度に応じて、もっとも適した手順をすすめています。市民はそれぞれに心停止に遭遇する可能性が異なり、医学的な知識や実施できる手技も大きく異なります。しかし、これまで講習を受ける機会がなかった市民でも、人工呼吸を行う自信がない市民であっても胸骨圧迫だけは必ず行うこととしています。やり方がわからないときには119番通報時に教えてもらうこともできます。

　一方、ライフセーバーなどの熟練救助者や心停止に遭遇する可能性が高い市民には、医療従事者と同様に人工呼吸を含む心肺蘇生を実施できることが理想的です。

また、小児に接する機会の多い職種（保育所職員など、幼稚園・学校教諭）や養育者（親など世話をする人たち）についても、胸骨圧迫とともにできるだけ人工呼吸を含む心肺蘇生を習得することが望まれます。

JRC G2010から設けられた「普及・教育のための方策」という章では、継続して胸骨圧迫のみの心肺蘇生とAED の使い方に内容を絞った短時間の講習、小学校から始まる学校教育への普及や119番通報時の口頭指導の充実に関することなどが強調されています。また、入浴中の心停止や熱中症などわが国で多く発生する心停止を紹介し、予防的アプローチの重要性を強調しています。本書の改訂においてもこれらの点を反映させています。

JRC G2015に引き続き「ファーストエイド」の章が作成されましたので、本書でも充実させています。

また、「新型コロナウイルス感染症流行期への対応」の章を加えました。

Q1　JRC蘇生ガイドライン2020は、どのようにして作られたのか？

A　各国・地域を代表する蘇生に関する組織が共同で設立した国際蘇生連絡委員会（International Liaison Committee on Resuscitation：ILCOR）は2005年から蘇生に関する研究を吟味して科学的根拠となる International Consensus on Cardiopulmonary Resuscitation and Emergency Cardiovascular Care Science with Treatment Recommendations（CoSTR）という国際的コンセンサスを作成してきた。日本蘇生協議会（JRC）は前回のガイドライン改訂後、2017年から毎年発表されてきたCoSTRに、わが国の状況を加味して『JRC蘇生ガイドライン2020』を作成した。CoSTRで言及されなかった領域（脳神経蘇生、妊産婦蘇生、急性冠症候群）については、JRCが独自に作成した。

Q2　CoSTRは毎年発表されているが、JRC蘇生ガイドラインはなぜ5年ごとの改訂なのか？

A　2017年からILCORは、これまで5年ごとにCoSTRを改訂していた方針を変更し、迅速に推奨と提案をするため、1年ごとに改訂・発表することとした。毎年のCoSTR発表を受けて、そのつどガイドラインを改訂する方法と、これまでどおり5年ごとに改訂する方法のいずれを選択するのかは各国・地域の蘇生協議会の判断にゆだねられた。JRCは、ガイドラインの普及啓発には時間がかかるので、毎年の改訂は好ましくないと考え、5年ごとのガイドライン改訂サイクルを維持した。『救急蘇生法の指針』の改訂もそれに従って、5年ごととしている。

JRC蘇生ガイドライン2020における一次救命処置の変更点は何か？

A　G2015と比較し、G2020では、『心停止傷病者の救命には市民救助者の行動が不可欠』であり、『強く、速く、絶え間のない胸骨圧迫が最重要』という基本的コンセプトには変更はなく、改訂点を少なくした。そのなかで、救助者が判断に迷うことをできるだけ少なくし、救命処置に遅れが出ないようなわかりやすい手順に改めた。

　1.　傷病者に反応がない場合だけでなく、反応の有無の判断に迷う場合にも、119番通報とAEDの要請を行うようにした。また通信指令員から反応の有無の判断についても助言や指導を受けられることを強調した。

　2.　呼吸状態の判断には、手順のなかには死戦期呼吸という用語を避けて、普段どおりの呼吸があるかを確認し、判断に迷う場合には、胸骨圧迫による有害事象を恐れることなく、ただちに胸骨圧迫からCPRを開始してよいことを明示した。

　3.　従来の「小児用パッド（モード）」を「未就学児用パッド（モード）」に、「成人用パッド」を「小学生～大人用パッド」に呼称を変更した。2010年から従来の「小児用パッド」は未就学児を適応とし、従来の「成人用パッド」は小学生も適応としたので、今回呼称を適応に合わせた。今後、従来のAEDや電極パッドにシールを貼るなどして、誤用がないことを期待したい。

　4.　気道異物による窒息は、早期に解除されなければ心停止に至るので、救助者による迅速な処置が望まれる。背部叩打は手技が容易で、害も少ないことから、反応のある傷病者に対して最初に行う処置とした。背部叩打で異物が除去できない場合は、次に腹部突き上げを行うこととした（「Ⅴ　一次救命処置」p.48参照）。

Ⅱ 救急蘇生法とは

　市民が行う救急蘇生法は一次救命処置とファーストエイドです（図1）。

　突然の心停止、もしくはこれに近い状態になった傷病者を社会復帰に導くための方法を一次救命処置といいます。一次救命処置には胸骨圧迫や人工呼吸による心肺蘇生とAED（自動体外式除細動器）を用いた電気ショックに加え、異物で窒息をきたした傷病者への気道異物除去も含まれます。一次救命処置は特別な資格がなくても誰でも行えるだけでなく、救急救命士や医師が医療資材を用いて行う二次救命処置よりも命を守るために大きな役割を果たします。

　一方、急な病気やけがをした人を助けるために最初に行う一次救命処置以外の行動をファーストエイドといいます。ファーストエイドにより命を守り、苦痛を和らげ、それ以上の悪化を防ぐことが期待できます。ファーストエイドには熱中症への対応や出血に対する圧迫止血が含まれます。

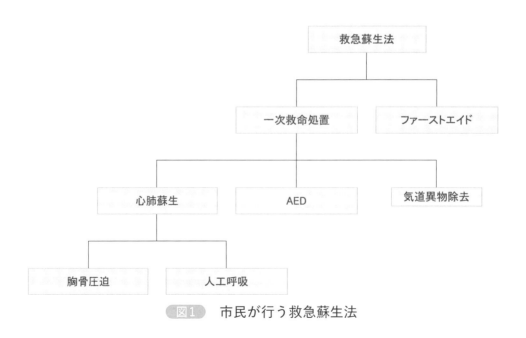

図1　市民が行う救急蘇生法

Ⅲ 救命の連鎖と市民の役割

　生命の危機に陥った傷病者を救命し、社会復帰させるために必要となる一連の行動と処置を「救命の連鎖」（図2）といいます。「救命の連鎖」を構成する4つの輪がすばやくつながると救命効果が高まります。鎖の1つめの輪は心停止の予防、2つめの輪は心停止の早期認識と通報、3つめの輪は一次救命処置（心肺蘇生とAED）、4つめの輪は救急救命士や医師による高度な救命医療を意味する二次救命処置と心拍再開後の集中治療です。

　「救命の連鎖」における最初の3つの輪は、現場に居合わせた市民によっても行われることが期待されます。たとえば、市民が心肺蘇生を行った場合は、行わなかった場合に比べて生存率が高いこと、さらに、電気ショックは現場に居合わせた市民がAEDで行うほうが、119番通報で駆けつける救急隊が行うよりも早く実施できるため生存率や社会復帰率が高いことがわかっています。市民は「救命の連鎖」を支える重要な役割を担っているのです。

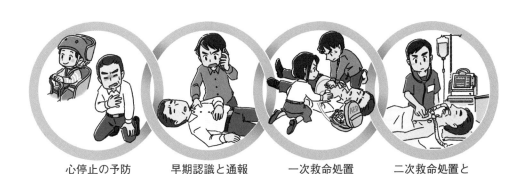

心停止の予防　　　早期認識と通報　　　一次救命処置　　　二次救命処置と
　　　　　　　　　　　　　　　　　（心肺蘇生と AED）　　　集中治療

図2　救命の連鎖

1 「救命の連鎖」の1つめの輪　～心停止の予防～

　小児は大けが（外傷）、水の事故（溺水）、窒息などにより突然、死に至ることがあります。いずれも予防が可能なので、未然に防ぐことが何よりも大事です。

　成人の突然死の原因には急性心筋梗塞や脳卒中があります。これらは生活習慣病ともいわれ、がんとともに日本人の主な死因です。成人の突然死の予防では、生活習慣病になるリスクを低下させることも重要ですが、「救命の連鎖」における急性心筋梗塞や脳卒中での「心停止の予防」は、その初期症状に気がついて救急車を要請することを含みます。これによって、心停止に至る前に医療機関で治療を開始することが可能になります。また、わが国では高齢者の窒息、入浴時の事故、熱中症なども心停止の原因として多く、これらを予防することも重要です。さらに、運動中の心停止の予防も大切です。

2 「救命の連鎖」の2つめの輪　～早期認識と通報～

　心停止を早期に認識するには、突然倒れた人や、反応のない人をみたら、ただちに心停止を疑うことが欠かせません。反応の有無の判断に迷った場合でも勇気を出して大声で叫んで応援を呼び、119番通報を行って、AEDや救急隊が少しでも早く到着するように努めます。傷病者に重大な異常がなかったとしても立派な行動です。

　なお、119番通報を行うと通信指令員から胸骨圧迫の指導などを受けることができます。

3 「救命の連鎖」の3つめの輪　～一次救命処置（心肺蘇生とAED）～

　「救命の連鎖」の3つめの輪は一次救命処置（心肺蘇生とAED）、つまり停止した心臓と呼吸の働きを補助することです。心臓が止まると10秒あまりで意識が消失し、そのままの状態が続くと脳の回復は困難となります。

1）心肺蘇生

　心肺蘇生は胸骨圧迫と人工呼吸を組み合わせることが原則ですが、胸骨圧迫だけを実施することもあります。心臓が止まっている間、胸骨圧迫によって心臓や脳に血液を送りつづけることは、AEDによる心拍再開の効果を高めるためにも、さらには心拍が再開した後に脳の後遺症を少なくするためにも重要です。効果的な胸骨圧迫と人工呼吸を行うためには、講習を受けて習得しておくことがすすめられます。講習を受けていなければ胸骨圧迫だけを実施することが推奨されます。胸骨圧迫は、強く、速く、絶え間なく行うことが重要です。

2）AED

　突然の心停止は、心臓が細かくふるえる「心室細動」によることが多く、この場合、心臓の動きを戻すには電気ショックによる「除細動」が必要となります。心停止から電気ショック実施までにかかる時間が、傷病者の生死を決定するもっとも重要な因子です。

　AEDは自動的に心電図を解析して電気ショックが必要かどうかを決定し、音声メッセージなどで指示するので、それに従えば操作は難しくありません。AEDは訓練を受けていない市民でも使うことができますが、講習で心肺蘇生とともに使用方法を身につけておくことが望まれます。

3）市民による一次救命処置と社会復帰率

　心臓が止まってから時間の経過とともに救命の可能性は急激に低下しますが（図3の破線）、救急隊を待つ間に居合わせた市民が救命処置を行うと救命の可能性が2倍程度に保たれる（図3の実線）ことがわかっています。

　わが国では119番通報をしてから救急車が現場に到着するまでにかかる時間は全国平均で8.7分（令和元年）であり、救急車が現場に到着してから救急隊が傷病者に接触するまでにはさらに数分を要することがあるので、市民による一次救命処置が社会復帰の鍵になります。

　実際、市民により倒れるところを目撃された突然の心停止について、市民が心肺

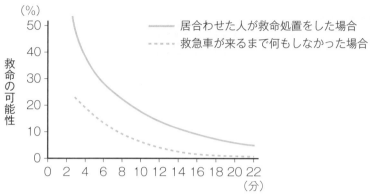

心臓が止まってから救急隊による電気ショックまでの時間
（心室細動例）

図3　救命の可能性と時間経過

　救命の可能性は時間とともに低下しますが、救急隊の到着までの短時間であっても、現場で救命処置をすることで高くなります

〔Holmberg M：Effect of bystander cardiopulmonary resuscitation in out-of-hospital cardiac arrest patients in Sweden. Resuscitation 2000：47（1）：59-70. より引用・改変〕

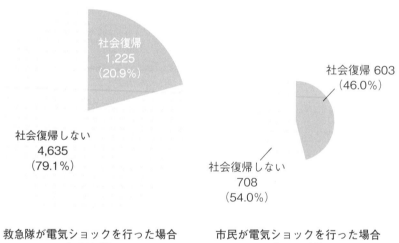

救急隊が電気ショックを行った場合　　　市民が電気ショックを行った場合
　　　　　（5,860 例）　　　　　　　　　　　　　（1,311 例）

**図4　電気ショックを救急隊が行った場合と市民が行った場合の
1か月後社会復帰率**

〔総務省消防庁「救急・救助の現況」令和2年版より〕

　蘇生を実施しなかった場合の1か月後の社会復帰率4.4％に比べ、実施した場合は12.3％と約3倍でした。また、救急隊が電気ショックを実施した場合の1か月後の社会復帰率20.9％に対し、市民が救急隊の到着までに電気ショックを行った場合は46.0％でした（図4）。

そばに居合わせた市民による「心肺停止傷病者への応急手当実施率」は平成6年には13.4％でした。令和元年には50.7％と約4倍になりましたが、社会復帰率向上のためには、市民による質の高い心肺蘇生とAEDの実施率がさらに増加することが望まれます。

4 「救命の連鎖」の4つめの輪　〜二次救命処置と集中治療〜

　救急救命士や医師は一次救命処置と並行して薬物や気道確保器具などを利用した二次救命処置を行い、傷病者の心拍を再開させることをめざします。心拍が再開したら、病院での集中治療により脳の障害を防ぎ、リハビリテーションで心身の機能回復を促し、社会復帰をめざします。

「救命の連鎖」の1つめの輪に予防がある理由は何か？

「救命の連鎖」は心肺蘇生にかかわる世界共通の概念であるが、個々の輪については各国・地域の組織ごとの考え方が加味されている。JRCは心停止になってから対応するよりも心停止自体を防ぐほうが望ましいと考え、2010年から「心停止の予防」を1つめの輪としてきた。

なおヨーロッパ蘇生協議会（ERC）は2005年から同様の方針をとっている。一方、アメリカ心臓協会（AHA）も2015年から小児と病院内で発生する成人の心停止についてのみ「心停止の予防」を1つめの輪としている。

早期認識と通報はなぜ重要か？

2つめの輪は早期認識と通報である。救助者が反応の有無の判断に迷うと119番通報が遅れがちになるが、その場合でもすみやかに119番通報することにより通信指令員の助言で心停止の判断がより早く可能となる。また、口頭指導により心肺蘇生の実施率が向上する。すみやかな119番通報により救急隊による質の高い一次救命処置と二次救命処置がより早く行われる。これらにより心停止傷病者の社会復帰率改善が期待できる。

なぜ心肺蘇生とAEDは同じ3つめの輪に示されるのか？

AEDによる電気ショックは、その前後に心肺蘇生を行うことによってより効果的になるので、心肺蘇生とAEDは同じ3つめの輪に示されている。さらに、わが国では公共の場所にAEDが広く普及し使用できる機会が多いこと、救命講習では心肺蘇生とAEDを同時に教えることが多いことも背景にある。

Q7 脳が心停止に対して弱いのはなぜか？

A　脳が心停止に対して弱い大きな要因は、①酸素とブドウ糖の消費量が多く、絶え間ない血流で補給しなければならないこと、②酸素やブドウ糖が不足すると神経細胞がすぐに障害されてしまうこと、③神経細胞は再生しにくいことなどである。これらのことは、脳は絶えず十分な血流を得て、血液から必要な酸素やブドウ糖を得なければ、心拍が再開しても脳死に至るか、重大な後遺症が残ることを意味している。

Q8 4つめの輪に示される集中治療とは何か？

A　一般に集中治療とは臓器障害を予防および改善するために、濃密な観察のもとに行われる全身的かつ集中的な治療をいう。4つめの輪に示される集中治療には、心拍再開後の昏睡患者に対する体温管理療法（32～36℃）や体外循環を用いた呼吸・循環補助、心停止の原因に急性心筋梗塞が疑われる場合の緊急カテーテル治療などを含めている。このような集学的治療により神経学的な長期の転帰の改善が期待される。

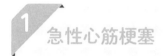

Ⅳ 突然の心停止を防ぐために

　突然の心停止では、ただちに心肺蘇生を行うことで傷病者の救命が期待できますが、より望ましいのは心停止になること自体を防ぐことです。成人では急性心筋梗塞や脳卒中の症状に早期に気づいて、心停止を未然に防ぐことが重要です。それ以外にも窒息、入浴中の事故、熱中症、運動中の心停止、アナフィラキシーなどによる心停止も防ぐことができます。小児では不慮の事故、とくに交通事故や水の事故などから守ることが心停止の予防に重要です。

1 急性心筋梗塞

1）急性心筋梗塞とは

　成人がある日突然死亡する主な原因の一つに急性心筋梗塞があります。心臓は筋肉でできたポンプのようなもので、収縮と拡張を絶え間なく繰り返して全身に血液を送り出しています。この心臓の筋肉（心筋）に栄養分や酸素を含んだ血液を送っている血管を冠動脈といいます。急性心筋梗塞は、この冠動脈が血液の塊（血栓）で詰まってしまい、心筋への血流が途絶えた状態が続いて心筋が障害される病気です。そのために心臓のポンプ機能が低下したり、重症の不整脈が引き起こされたりして命が危険にさらされることになります。

2）早く病院で治療を受けることが何よりも大切

　最近では急性心筋梗塞に対する治療法が目覚ましく進歩しています。血栓を溶かす薬の注射や血管内に細い管を入れ血管を広げる治療を受けることができれば、心筋の障害を最小限にくいとめることができ、助かる可能性が高くなります。一般に、

心筋を救うことのできる効果が大きいのは急性心筋梗塞を起こしてから2時間以内とされています。より効果的な治療を受けるためには早く救急車を呼んで病院を受診（じゅしん）しなければなりません。早くに治療を受けることができれば、多くの人は急性心筋梗塞を起こす前と同じように生活を送ることができ、仕事にも復帰できます。急性心筋梗塞になったら一刻も早く病院で治療を受けることが何よりも大切です。

3）急性心筋梗塞の症状（しょうじょう）

（1）症状の性質

典型的（てんけいてき）な症状は胸の痛みですが、"重苦しい""締めつけられる""圧迫される（し・むね）""絞られる（しぼ）""焼けつくような感じ"などとも表現されます。症状の強さは個人差が大きく、とくに高齢者では食欲や元気がないなどの軽い症状のこともあります。また糖尿病（とうにょうびょう）の人も少し息が苦しいといった程度の症状でわかりにくいことがあります。

（2）症状の部位（ぶい）

胸以外に、背中、肩、両腕や胃のあたり（みぞおち）に症状が出ることもあり、とくに女性で多くみられます。筋肉痛、肩こりや胃腸（いちょう）の病気と勘違いしないように注意が必要です。歯やあごのうずくような感じ、喉（のど）の苦しさや熱い感じといった症状で、歯科や耳鼻咽喉科（じびいんこうか）を受診する人もいます。

（3）その他の症状

このような症状のほかに、冷や汗（ひ・あせ）、吐き気（は・け）、嘔吐（おうと）、息苦しさなどを伴うことがあります。男性では冷や汗が多くみられます。女性では吐き気、嘔吐、息苦しさだけで典型的な症状が乏しいことが少なくありません。

4）急性心筋梗塞を疑ったら

上記の症状が長く（20分以上）続き、急性心筋梗塞が疑われる場合には、たとえ状態が落ち着いていても一刻も早く病院で治療を受けるために、また、移動中の急変に対応するために、救急隊を要請（ようせい）することが必要です。本人はしばしば救急車を呼ぶのは「大げさなので、呼ばないで」と遠慮（えんりょ）し、自家用車やタクシーを使いがちですが、すぐに119番通報することが重要です。

急性心筋梗塞では状態が落ち着いていても急激に悪くなることがあります。普通に話していたのに突然に不整脈で心臓が止まり、意識を失って倒れることがあります。周りの人は救急隊が来るまでそばについて、反応がなくなればただちに一次救命処置（BLS）を行ってください。

2 脳卒中

1）脳卒中とは

脳卒中には脳梗塞、脳出血、くも膜下出血などがあります。脳梗塞は脳の動脈が動脈硬化や血液の塊（血栓）などで詰まって、脳への血流が途絶えることにより神経細胞が障害されてしまう病気です。高齢者に多く発生しますが、40歳以下の成人にみられることもあります。脳出血は脳の中で血管が破れ出血し、周囲の神経細胞が破壊される病気です。くも膜下出血は脳の動脈のこぶ（脳動脈瘤）などが破裂して、血液が脳の周りのくも膜下腔に広がる病気です。比較的若い人にも多くみられます。脳卒中はたとえ命の危険を回避できたとしても、多くの場合、さまざまな後遺症が残ります。

2）早く病院で治療を受けることが何よりも大切

脳梗塞は、発症後早期に専門的な病院に到着できれば、検査の結果次第では、血栓を溶かす薬（血栓溶解薬、発症後4.5時間以内の投与を推奨）の注射や血管内に細い管を入れ血栓を取り除く治療（脳血管内治療、発症後6時間以内の開始を推奨）を行うことにより後遺症の軽減が期待できます。しかし発症後、時間がたってから病院を訪れる場合が多いため、実際にこれらの治療を受けられる人の割合は数％にすぎません。

脳出血は、著しい高血圧を伴い、出血がさらにひどくなることがあります。緊急に血圧を下げる治療や脳のむくみを取る治療、時には外科手術が必要になります。

くも膜下出血の原因としてもっとも多い脳動脈瘤の破裂は、再出血すると症状が悪化します。これを予防するためには、血管内に細い管を入れ破裂したこぶを塞ぐ

治療、もしくは外科手術が必要になります。

　いずれのタイプの脳卒中も、早く病院で治療を受けることが、救命のためにも、後遺症を減らすためにも大切です。

3）脳卒中の症状

（1）特徴的な症状

　脳梗塞や脳出血では、手足（多くは片側）に力が入らない、しびれる、ろれつがまわらない、顔がゆがんでいる、物が見えにくい、二重に見える、めまいがするなどの症状が急に現れます。くも膜下出血の症状の特徴は、生まれて初めて経験するような激しい頭痛が突然生じることです。いずれのタイプの脳卒中でも、意識を失うことがしばしばあります。

（2）前ぶれの症状

　脳卒中では時にみられる前ぶれの症状を見逃さないことも大切です。脳梗塞でみられるさまざまな症状が一時的（多くは2〜15分程度）に出現することを一過性脳虚血発作といいます。この段階で医療機関を受診できれば、脳梗塞への進展を防げることがあります。くも膜下出血では、前ぶれの症状として頭痛、まぶたが下がる、物が二重に見えるなどがあります。ただし、くも膜下出血以外でもこのような症状がみられるため、発症してから前ぶれであったことが判明することもまれではありません。

4）脳卒中を疑ったら

　脳卒中を疑う症状に気づいたら、ためらわずに119番通報します。強い頭痛を伴わない場合には、深刻な事態であることに気づきにくく受診が遅れがちです。本人はしばしば遠慮しますが、周囲の人が強く説得して119番通報します。救急隊が脳卒中の疑いが強いと判断した場合は、脳卒中に対応できる病院を選んで連絡し、病院に着く前に治療の準備をしてもらうことができます。

　救急隊が到着するまで、反応がなくならないか注意深く様子をみます。意識がなくても普段どおりの呼吸がみられれば心肺蘇生の必要はありません。意識がない場合は、可能であれば体を横向きに寝た姿勢にして、救急隊の到着を待ちます

（「Ⅵ ファーストエイド」p. 70参照）。救急隊が到着したら、症状の出現した時刻を伝えることが大切です。

3 日常生活のなかで起きる心停止

1）窒　息

　窒息による死亡は、高齢者と乳幼児に多くみられます。一番多いのは食べ物による窒息です。窒息をきたしやすい食べ物を制限したり、食べさせるときは細かく切るなどの配慮をしてください。

　高齢者では、とくに餅、団子、こんにゃくなどに注意が必要です。乳幼児では、上記のほかピーナッツ、ブドウ・ミニトマト・飴玉など丸くツルっとした食べ物も危険です。ピーナッツや飴玉などは、5歳以下の小児には食べさせないようにしましょう。また、手の届くところに口に入る小さな物を置かないこと、歩いたり寝転がったりしながら物を食べさせないことなども大切です。

　いざというときのために気道異物除去法（「Ⅴ 一次救命処置」p. 48参照）を習っておきましょう。

2）お風呂での心停止

　お風呂での心停止は事故による溺水だけでなく、病気（急性心筋梗塞や脳卒中など）が原因で起こることもあります。とくに冬季は浴槽の中と浴室の温度差が大きいことなどから、心停止の発生頻度が夏季の約10倍も高くなります。お風呂での心停止を防ぐために、以下の注意をしてください。とくに高齢者や心臓などに持病がある方には重要です。

①冬季は浴室、脱衣所や廊下をあらかじめ温めておきましょう。

②飲酒後や、眠気を催す薬を服用した後の入浴は避けましょう。

③長時間の入浴や熱いお湯を避けてください。肩までつかるのを避け、半身浴とするのもよいでしょう。

④入浴前や入浴中に喉が渇いたらこまめに水分を摂りましょう。

⑤入浴中は周りの人がときおり声をかけましょう。浴室内の様子が家族に届くような装置があれば、より安心です。

⑥浴槽内で意識のない人に気がついたら、浴槽のお湯を抜きましょう。意識がもうろうとしたら、気を失う前に自分で浴槽の栓を抜きましょう。

3) 熱中症

熱中症の発生には、気温や湿度、風通しといった気象条件だけでなく、本人の年齢、持病、体調などのほか、激しい運動や労働などの活動状況が関係します。屋外でのスポーツや労働で生じるだけでなく、屋内での日常生活のなかで高齢者が熱中症にかかることが増えています。とくに一人暮らしの人や、認知症、精神疾患、心臓病、がんなどの持病がある高齢者では、熱中症で死亡する危険が高くなります。

テレビなどの熱中症情報に注意し、危険な日には暑いところでの過度なスポーツや労働を避け、水分と塩分をこまめに摂って、熱中症の予防に心がけてください。高齢者のいる住まいでは風通しをよくしてください。エアコンがあれば適切に使用しましょう。

4) 運動中の心停止

運動中の心停止は人前で起こることが多く、電気ショックが効果的で、適切に対応すれば後遺症を残すことが少ないという特徴があります。学校内での心停止の80％以上が運動中に生じています。成人ではマラソン、ジョギング、サイクリングなどで生じます。また、ゴルフやゲートボール中の急性心筋梗塞によって心停止になることもあります。

特別な例として、前胸部（心臓の真上あたり）への衝撃を原因として不整脈が生じ心停止に至るものがあります。これを心臓震盪といいます。若い男性に多く、野球、ソフトボール、サッカーなどで発生しています。前胸部への衝撃を避けることで心臓震盪の発生を防ぐことができます。

管理者には運動する場所へのAEDの配備と、教職員やスタッフへの一次救命処置の訓練を実施しておくことが求められます。

5）アナフィラキシー

　特定の物質に対する重篤なアレルギー反応をアナフィラキシーといいます。特定の物質が入っている食品を食べたり、スズメバチに刺されたりすると生じ、心停止に至ることもあります。二度目は症状が重くなりやすいので、一度起こした人は原因を避けることが重要です。アナフィラキシーの原因となる物質が思わぬ形で食べ物の中に含まれていることもあるので注意が必要です。発症した場合、アドレナリンの自己注射器（エピペン®）が有効です（「Ⅵ　ファーストエイド」p. 71参照）。

6）低体温症

　何らかの原因で体温が35℃以下に低下した状態を低体温症といいます。体温がさらに低下すると心停止に至ることもあります。けがで動けなくなったとき、またお酒や眠気を催す薬を飲んだ後に寒いところに長時間いると低体温症になります。衣服が濡れていると体から熱が奪われ、低体温症のリスクが高まります。日常生活に支障がある人はあまり寒くない屋内でも低体温症を発症することがあります。

4 小児に特有の問題

1）不慮の事故

　大けが（外傷）、溺水、窒息などの不慮の事故は小児の心停止の原因として重要です。チャイルドシートやシートベルトの着用、自転車に乗るときのヘルメット着用、保護者がいないときの水遊びの禁止、ボート遊びでのライフジャケットの着用、浴室の施錠、浴槽に残し湯はしない、手の届くところに口に入る小さな物を置かないことなどが重要です。

2）学校における心停止

　普段は健康にみえる小児や若年成人の突然死（大けが、溺水、窒息などによるも

のを除く）については、小学校、中学校、高等学校のそれぞれ1年生のときに行われる学校心臓検診による心電図異常の発見が予防に効果的です。しかし、学校で発生する心停止では、学校心臓検診で異常をとらえられなかったケースも約半数あります。

　動悸や失神の経験がある場合や、家族や親戚に若くして心臓突然死を起こした人がいる場合は、心臓突然死のリスクを評価するために専門的な医療機関を受診することが推奨されます。また、健康な小児でも、球技中のボールや空手による胸部打撲で心臓震盪が生じ突然の心停止に至ることもあります。いざというときのために学校職員や生徒は一次救命処置を習得し、学校では運動を行う場所の近くにAEDを配備していつでもすぐに使える体制を整えておくことが大切です。

3）乳幼児突然死症候群

　乳幼児突然死症候群は、乳児の突然死の原因の一つとして知られています。予防方法は確立していませんが、1歳になるまでは、寝かせるときは仰向けにすること、できるだけ母乳で育てること、妊婦自身の喫煙はもちろんのこと妊婦や乳児のそばでは喫煙を避けることは、突然死のリスクを下げるとされています。

4）ワクチンで防げる感染症

　小児においても感染症は死亡の大きな原因です。肺炎球菌、インフルエンザ桿菌（Hib）、百日咳、結核（乳児）、麻疹、ロタウイルスなどの感染症はワクチン接種によって予防できます。かかりつけ医とよく相談して適時、ワクチン接種を受けることが大切です。

Q9 急性心筋梗塞の早期治療はなぜ重要か？

A 急性心筋梗塞は早期の再灌流療法が有効である。心筋梗塞が進行して心筋の壊死範囲が拡大する前に、できるだけ早く血液の供給を再開させることが重要である。再開通は早いほど効果は高く、2時間以内に行うことが理想的である。再灌流療法には冠動脈内の血栓を組織プラスミノゲン・アクチベータ（tPA）の静脈注射により溶かす血栓溶解療法と、閉塞部の血管をバルーンで広げ、ステント（筒状の金網でできた医療器具）を挿入して血管の内腔を確保するカテーテル治療がある。これらの治療を早期に行うことで、心筋の障害を最小限に抑えることができ、急性心筋梗塞を起こす前と同じ元どおりの生活を送ることが可能になる。

Q10 急性冠症候群とはどのような概念か？

A 急性冠症候群は急性心筋梗塞を含む、より広い概念である。急性冠症候群には、冠動脈に血栓が生じ完全に閉塞しているST上昇型心筋梗塞、完全には閉塞していないが血流が低下している非ST上昇型心筋梗塞、および不安定狭心症が含まれる。また、心臓突然死も含まれる。これらはすべて冠動脈の動脈硬化を背景に形成された血栓が関与して生じていることから、一連の疾患群としてまとめられた。

Q11 急性心筋梗塞の症状が非典型的なときはどうしたらよいか？

A 急性心筋梗塞の症状は典型的な胸の痛みがなく冷や汗、呼吸困難、胸のむかつきだけのこともある。このような非典型的な症状の急性心筋梗塞では病院に行くのが遅れ、治療の時期を失することがあるので、すみやかに受診することが望ましい。判断に迷うときはかかりつけ医に相談するか、救急安心センターなど（#7119）の事業が行われている地域ではここに相談するが、電話で相談ができないときは119番通報してもよい。

Q12 急性心筋梗塞を疑ったら119番通報を行うべき理由は？

A　急性心筋梗塞による心停止は発症から1時間以内に生じることが多い。早期に119番通報することにより、心停止が発生する前に病院への搬入が可能となり、また搬入前に心停止が発生した場合でも救急救命士による処置が可能となる。

　さらに、救急隊が現場でトリアージ（緊急度や重症度を判断）することにより、緊急で再灌流療法を実施できる専門病院への搬送が可能となり、12誘導心電図の記録を事前に病院へ伝送することで治療までの時間を短縮することもできる。発症から再灌流療法までの時間を短縮することで、心筋梗塞の範囲を小さくし、後遺症を減らすことが期待できる。

Q13 脳梗塞の原因は何か？

A　脳梗塞には動脈硬化によって動脈が狭くなった部分にできた血液の塊（血栓）が血液の流れをせき止めてしまうもの（脳血栓症）と、心臓や大動脈、頸動脈などで生じた血液の塊が脳の血管に至り、その部分の流れをせき止めてしまうもの（脳塞栓症）がある。脳塞栓症のうち、血液の塊が心臓内に生じたものをとくに心原性脳塞栓症と呼び、脳梗塞全体の約1/3を占める。原因としては心房細動などがあり、多くの場合は重症である。

Q14 くも膜下出血の原因は何か？

A　くも膜下出血の約80％は脳動脈瘤の破裂によるもので、その他には脳血管に生まれつきの奇形があり、その部分の破裂によるものが多い。脳動脈瘤は先天的に血管の壁が弱い人に発生することが多く、高血圧症がなくても発生することがある。脳動脈瘤は破裂するまでは何も症状がないことがほとんどであり、くも膜下出血となってから初めて見つかることが多かったが、近年では脳ドックによる検診で破裂前に発見されることも増えている。脳動脈瘤には遺伝性がしばしば認められ、血縁者に1人でも脳動脈瘤、くも膜下出血を経験した人がいる場合、たとえ無症状であっても受診がすすめられる。

Q15 一過性脳虚血発作（TIA）は脳梗塞の前ぶれとして なぜ重要なのか？

A 　一過性脳虚血発作（TIA）を起こした患者の15〜20％は90日以内に脳梗塞を発症しており、その約半数は48時間以内である。しかし、TIAを発症した後すぐに脳梗塞を予防する治療を開始すると、脳梗塞の発症を大きく減らすことができる。症状が消失していても、すみやかに受診することが重要である。

Q16 どのような場合に脳卒中を疑うか？

A 　顔、手および言葉を観察し、下記のいずれかがあれば脳卒中を疑う。すぐに119番通報するとともに、症状の出現した時刻をメモしておき救急隊員に伝える。

・顔………口角など顔の片側が下がる、ゆがみがある
・手………片手に力が入らない、だらりと下がる
・言葉……言葉が出てこない、ろれつがまわらない

重い脳卒中の場合、意識障害が生じることもある。この場合も、すぐに119番通報するなど同様に対応する。

Q17 脳梗塞を疑ったらすぐに119番通報を行うべき理由は？

A 　脳梗塞に有効な治療には時間的制限があるので、治療可能な病院を早期に受診することが重要なためである。しかし、このことはまだ十分には知られておらず、治療のタイミングを過ぎてから病院を受診したり、専門的な治療ができない病院を自分で受診する傷病者が多い。したがって、脳梗塞を疑う症状が生じれば、ためらわずに119番通報をして、適切な病院に搬送してもらうことが重要である。

Q18 脳梗塞を疑う症状が出たときに控えておくべき時刻は？

A　脳梗塞に有効な治療のうち血栓溶解薬の投与は発症後4.5時間以内に、脳血管内治療は発症後6時間以内に開始することがすすめられている。この発症時刻は発見時刻とは異なる。したがって、何らかの症状が初めて出現した時刻を書き控えておく。家族の帰宅時や起床時に体の異常に初めて気づいた場合は、いつもと変わりがなかった最終の時刻を書き控えておく。そして救急隊員や医師、看護師などに伝える。

Q19 小児の窒息を防ぐには？

A　5歳以下の小児は、食べた物を細かく噛み砕いたり、飲み込んだりすることや、誤嚥した物を咳で吐き出すことが上手にできないため、ブドウやミニトマトなどは、食べやすい大きさや軟らかさにするなど工夫する。5歳以下に限らず、寝転んで食べたり、遊びながら食べることはやめさせる。

　とくに、3歳くらいまでの小児は、手の届く物、目にとまる物は何でも口に入れる癖がある。とくに口に簡単に入るような小さな物は、食べ物に限らず気道異物による窒息の原因となる。一般的なトイレットペーパーの芯を通過するような大きさの物を3歳くらいまでの小児の手の届くところに置かないことが重要である。

Q20 食べ物による窒息に注意する年齢が5歳以下に変更されたのはなぜか？

A　従来は3歳以下もしくは4歳以下の小児にはピーナッツや飴玉を食べさせてはならないとされていたが、死亡統計や医療機関の調査で5歳であってもまれに窒息がみられたため変更された。消費者庁のホームページなども参照されたい。

Q21 高齢者にはなぜ窒息が多いのか？

A　加齢とともに、歯が少なくなったり筋力が衰えたりすると、食べ物を噛んで小さくし、飲み込む力が弱くなるためである。また、脳卒中などの病気でも飲み込む機能が障害され、誤嚥した物を吐き出す反射も弱くなるので窒息が多くなる。認知機能に障害があると、危険を予期できずに塊のまま飲み込もうとしてしまうこともある。

Q22 お風呂で心停止が起こりやすい理由は何か？

A　温まりすぎることによる熱中症、血圧変動による一過性脳虚血発作、血管拡張による失神発作などで水没する、あるいは不整脈が生じるなどの理由が考えられている。

Q23 どのようなときに熱中症に気をつけたらよいか？

A　熱中症の危険度を示す暑さ指数（WBGT）が28℃を超えると熱中症の厳重警戒レベルとなる。暑さ指数は、湿度、気温、日射・輻射などの環境によって決まり、天気予報などの熱中症情報でも使われる。暑さ指数は "℃" で表されるが気温とは異なる。指数が28℃を超える場合には激しい運動・作業や炎天下の外出を避け、室内の温度や湿度の上昇にも注意する。

Q24 なぜ心臓震盪では心停止が起こるのか？

A　心臓の正常な拍動は心筋で生じる規則的な電気活動によって調節されている。心臓に瞬間的な衝撃が加わると、そのタイミングによっては規則的な電気活動が乱され、心室細動となることが心停止の原因である。

Q25 アナフィラキシーの原因にはどのようなものが多いか？

A　食物、ハチやアリなどの昆虫の毒、医薬品などが多い。食物のなかで多いのは、卵、乳製品、小麦、そば、ピーナッツ、甲殻類などである。これらの食物の摂取後に、運動を行うことで生じる場合もある。

Ⅴ 一次救命処置

一次救命処置とは、心臓や呼吸が止まってしまった人を助けるために心肺蘇生を行ったり、AED（自動体外式除細動器）を使ったりする緊急の処置のことを指します。また、食べ物などが喉に詰まって呼吸ができなくなった場合、そのまま放置すればやがては心臓も止まってしまいます。そうならないように、喉に詰まった物（異物）を取り除くための方法（気道異物除去法）も一次救命処置に含まれます。

まず、心肺蘇生の方法とAEDの使用方法について、順を追って説明します。図5はこの大まかな流れを示しています。成人も小児・乳児も一次救命処置の手順は同じです。最後に、気道異物を除去する方法について説明します。

1 心肺蘇生の手順

1）安全を確認する

誰かが突然倒れるところを目撃したり、倒れているところを発見した場合は、まず周囲の状況が安全かどうかを確認します。車の往来がある、室内に煙がたち込めているなどの状況があれば、それぞれに応じて安全を確保しましょう。傷病者を助ける前に、自分自身の安全を確保することを優先してください。暴力行為を受けたり、火事や感電事故に巻き込まれる危険がある場合には傷病者に近づかず、警察や消防の到着を待ったほうがよいこともあります。

2）反応を確認する

安全が確認できたら、傷病者の反応を確認します。傷病者の肩をやさしくたたきながら大声で呼びかけたときに（図6）、目を開けるなどの応答や目的のある仕草

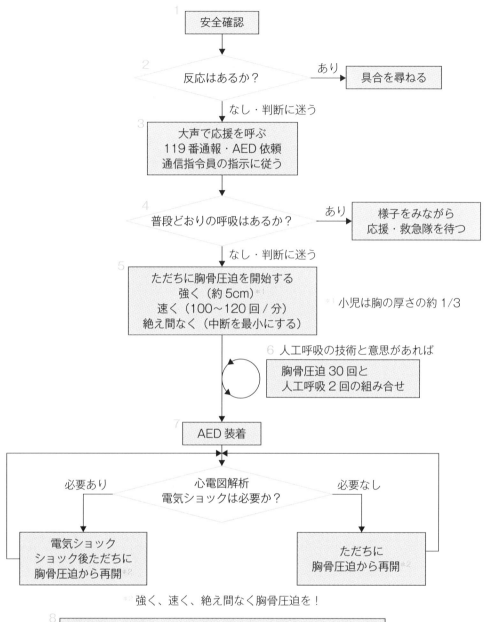

1 安全確認

2 反応はあるか？ →あり→ 具合を尋ねる

なし・判断に迷う

3 大声で応援を呼ぶ
119番通報・AED依頼
通信指令員の指示に従う

4 普段どおりの呼吸はあるか？ →あり→ 様子をみながら
応援・救急隊を待つ

なし・判断に迷う

5 ただちに胸骨圧迫を開始する
強く（約5cm）*1
速く（100～120回/分）
絶え間なく（中断を最小にする）

*1 小児は胸の厚さの約1/3

6 人工呼吸の技術と意思があれば

胸骨圧迫30回と
人工呼吸2回の組み合せ

7 AED装着

心電図解析
電気ショックは必要か？

必要あり

電気ショック
ショック後ただちに
胸骨圧迫から再開*2

必要なし

ただちに
胸骨圧迫から再開*2

*2 強く、速く、絶え間なく胸骨圧迫を！

8 救急隊に引き継ぐまで、または傷病者に普段どおりの呼吸や
目的のある仕草が認められるまで続ける

図5 主に市民が行う一次救命処置（BLS）の手順

〔JRC蘇生ガイドライン2020より引用〕
（転載時は上記からの引用として許諾を得てください）

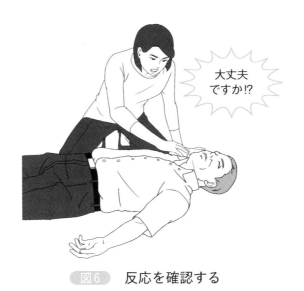

大丈夫
ですか!?

図6　反応を確認する

があれば、反応があると判断します。突然の心停止が起こった直後には引きつるような動き（けいれん）が起こることもあります。この場合は呼びかけに反応しているわけではないので、「反応なし」と判断してください。

「反応なし」と判断した場合はもちろん、反応があるかないかの判断に迷う場合、またはわからない場合も心停止の可能性を考えて行動します。

明らかに「反応あり」と判断できる場合は、どこか具合が悪いところがあるかを尋ねます。

3) 119番通報をしてAEDを手配する

「誰か来てください！人が倒れています！」などと大声で叫んで応援を呼んでください（図7）。そばに誰かがいる場合は、その人に119番通報をするよう依頼します（図8）。また近くにAEDがあれば、それを持ってくるよう頼みます。できれば「あなた、119番通報をお願いします」「あなた、AEDを持ってきてください」など、具体的に依頼するのがよいでしょう。

119番通報するときは落ち着いて、人が倒れていることを伝えましょう。通信指令員の問いかけに従って、できるだけ正確な場所や呼びかけたときの様子を伝えます。もしわかれば、傷病者のおよその年齢や突然倒れた、けいれんをしている、体が動かない、顔色が悪いなど倒れたときの状況も伝えてください。

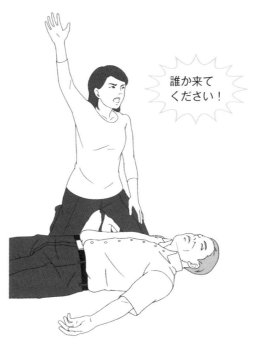

図7　大声で叫び応援を呼ぶ

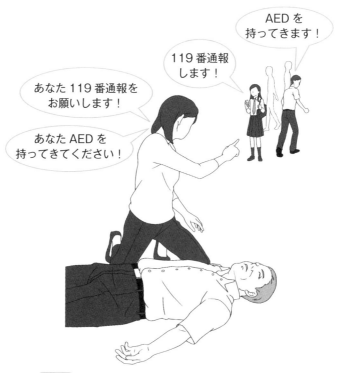

図8　119番通報とAED手配を依頼する

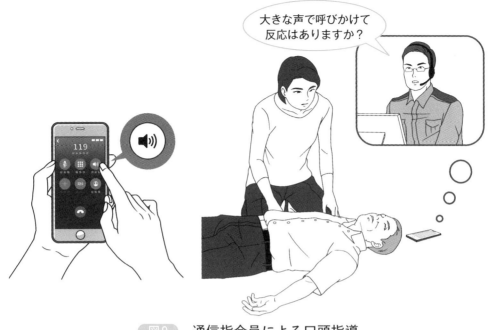

大きな声で呼びかけて
反応はありますか?

図9 通信指令員による口頭指導

　通信指令員は、あなたや応援に来てくれた人が行うべきことを指導してくれます。AEDが近くにある場合には、その場所を教えてもらえることもあります。「胸骨圧迫ができますか」と尋ねられるので自信がなければ指導を求め、落ち着いてそれに従ってください。そのさい、両手を自由に使える状態にすれば、指導を受けながら胸骨圧迫を行うことができるので、スピーカー機能などを活用しましょう（図9）。

　大声で叫んでも誰も来ない場合は、まず、あなた自身で119番通報をしてください。そして、すぐ近くにAEDがあることがわかっていれば、AEDを取りに行ってください。わからなければ、通信指令員の指導に従ってください。

4) 普段どおりの呼吸があるか確認する

　心臓が止まると普段どおりの呼吸がなくなります。

　傷病者の上半身をみて、10秒以内で胸と腹の動き（呼吸をするたびに上がったり下がったりする）を観察します（図10）。胸と腹の動きから、呼吸をしていない、または呼吸はしているが普段どおりではないと判断した場合は心停止と考えて、ただちに胸骨圧迫を開始してください。

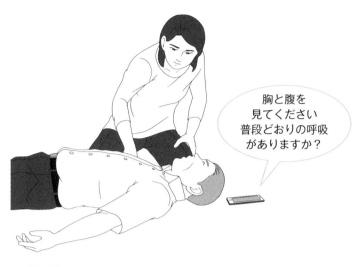

胸と腹を
見てください
普段どおりの呼吸
がありますか？

図10 普段どおりの呼吸があるかどうかを観察

　約10秒かけても普段どおりの呼吸かどうかの判断に迷う場合、またはわからない場合も心停止とみなして、ただちに胸骨圧迫を開始してください。心停止でない傷病者に胸骨圧迫を行ったとしても重大な障害が生じることはないとされていますので、ためらわずに胸骨圧迫を開始してください。

　突然の心停止直後にはしゃくりあげるような途切れ途切れの呼吸がみられることも少なくありません。これは「死戦期呼吸」と呼ばれるもので、「普段どおりの呼吸」ではありません。ただちに胸骨圧迫を開始してください。

　反応はないが普段どおりの呼吸がある場合には、様子を見ながら応援や救急隊の到着を待ちます。とくに呼吸に注意して、呼吸が認められなくなったり、呼吸が普段どおりではなくなった場合には、心臓が止まったとみなして、ただちに胸骨圧迫を開始してください。

このQRコードから「死戦期呼吸」の動画を見ることができます

5）胸骨圧迫を行う

　胸骨圧迫によって、止まってしまった心臓の代わりに心臓や脳に血液を送りつづけることは、AEDによる心拍再開の効果を高めるためにも、脳の後遺症を少なく

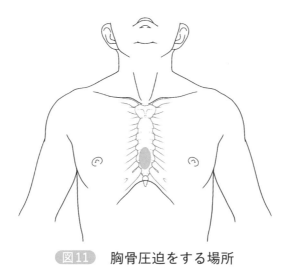

図11 胸骨圧迫をする場所

するためにも重要です。救急隊に引き継ぐまで絶え間なく胸骨圧迫を続けることが大切です。

（1）圧迫の部位

胸の左右の真ん中に「胸骨」と呼ばれる縦長の平らな骨があります。圧迫するのはこの骨の下半分です。この場所を探すには、胸の真ん中（左右の真ん中で、かつ、上下の真ん中）を目安にします（図11）。具体的な場所については、消防機関や日本赤十字社などが行っている救急蘇生法の講習会で教えてもらえます。

（2）圧迫の方法

胸骨の下半分に一方の手のひらの付け根を当て、その手の上にもう一方の手を重ねて置きます。重ねた手の指を組むとよいでしょう。圧迫は手のひら全体で行うのではなく、手のひらの付け根だけに力が加わるようにしてください。指や手のひら全体に力が加わって肋骨が圧迫されるのは好ましくありません。垂直に体重が加わるよう両肘をまっすぐに伸ばし、圧迫部位の真上に肩がくるような姿勢をとります（図12）。

（3）圧迫の深さとテンポ

傷病者の胸が約5cm沈み込むように強く、速く、絶え間なく圧迫します。圧迫の強さが足りないと十分な効果が得られないので、しっかり圧迫することが重要です。圧迫のテンポは1分間に100～120回です。胸骨圧迫は可能なかぎり中断せずに行います。

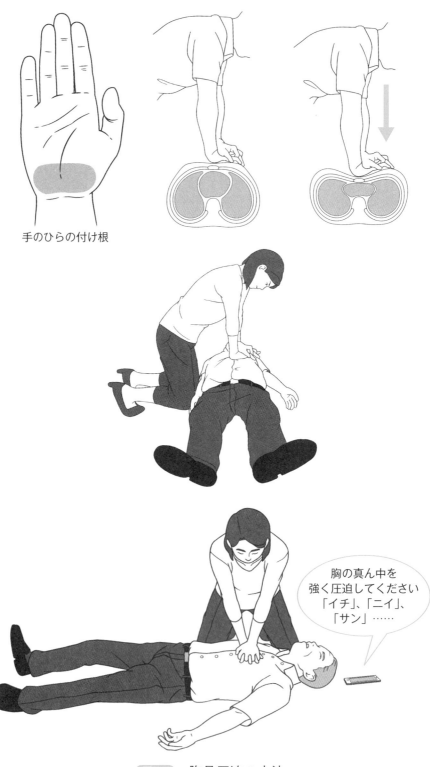

手のひらの付け根

胸の真ん中を
強く圧迫してください
「イチ」、「ニイ」、
「サン」……

図12 胸骨圧迫の方法

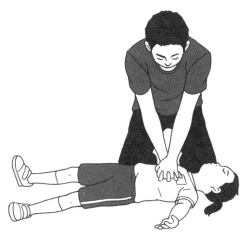

図13 小児に対する胸骨圧迫

　小児では胸の厚さの約1/3沈み込む程度に圧迫します（図13）。傷病者の体が小さくて両手では強すぎる場合は片手で行ってもかまいません。

（4）圧迫の解除

　圧迫と圧迫の間（圧迫を緩めている間）は、胸が元の高さに戻るように十分に圧迫を解除することが大切です。このとき、圧迫位置がずれることがあるので、自分の手が傷病者の胸から離れて宙に浮かないように注意します。

（5）救助者の交代

　成人の胸が約5cm沈むような圧迫を繰り返すには体力を要します。疲れてくると気がつかないうちに圧迫が弱くなったり、テンポが遅くなったりするので、常に意識して強く、速く圧迫します。ほかに手伝ってくれる人がいる場合は、1～2分を目安に役割を交代します。交代による胸骨圧迫の中断時間をできるだけ短くするため、声をかけあいタイミングを合わせて交代します。とくに人工呼吸を行わず胸骨圧迫だけを行っている場合は、より短い時間で疲れてくるので、頻繁な交代が必要になります。

6）胸骨圧迫30回と人工呼吸2回の組み合わせ

　講習を受けて人工呼吸の技術を身につけていて、人工呼吸を行う意思がある場合には、胸骨圧迫に人工呼吸を組み合わせます。胸骨圧迫と人工呼吸の回数は30：2とし、この組み合わせを救急隊員と交代するまで繰り返します。

人工呼吸のやり方に自信がない場合や、人工呼吸を行うことにためらいがある場合には、胸骨圧迫だけを続けてください。

人工呼吸の手順は、次項を見てください。

7) AEDを使用する

AEDは、音声メッセージなどで実施するべきことを指示してくれるので、それに従ってください。AEDを使用する場合も、AEDによる心電図解析（かいせき）や電気ショックなど、やむをえない場合を除いて、胸骨圧迫をできるだけ絶え間なく続けることが大切です。

AED使用の手順はp.39を見てください。

8) 心肺蘇生を続ける

心肺蘇生は到着した救急隊員と交代するまで続けることが大切です。効果がなさそうに思えても、あきらめずに続けてください。

傷病者に普段どおりの呼吸が戻って呼びかけに反応したり、目的のある仕草が認められた場合は心肺蘇生をいったん中断しますが、判断に迷うときは継続（けいぞく）してください。心肺蘇生を中断した場合は呼びかけに対する反応や呼吸の様子を繰り返し観察しながら救急隊の到着を待ちます。反応がなくなり、呼吸が止まったり、普段どおりでない呼吸に変化した場合はただちに心肺蘇生を再開します。

2 人工呼吸の手順

窒息（ちっそく）や溺水（できすい）による心停止、小児の心停止や救急隊が到着するまでに時間がかかる場合などでは、胸骨圧迫と人工呼吸を組み合わせた心肺蘇生を行うことが強く望まれます。適切な人工呼吸を行うために、消防機関や日本赤十字社などが行う講習会で訓練（くんれん）を受け、しっかりとした技術を身につけておきましょう。

人工呼吸は次の手順で行ってください。

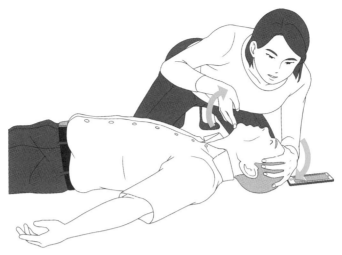

図14 頭部後屈あご先挙上法による気道確保

1）気道確保

　喉の奥を広げ、空気の通り道を確保することを気道確保といいます。片手で傷病者の額を押さえながら、もう一方の手の指先を傷病者のあごの先端、骨のある硬い部分に当てて押し上げます（図14）。これにより傷病者の頭部が後屈され、顔がのけぞるような姿勢になります。このようにして行う気道確保を頭部後屈あご先挙上法と呼びます。このとき、あごの下の軟らかい部分を指で圧迫すると気道が狭くなるので注意してください。

2）人工呼吸

　頭部後屈あご先挙上法で傷病者の気道を確保したまま、自分の口を大きく開いて傷病者の口を覆って密着させ、息を吹き込みます。このさい、吹き込んだ息が傷病者の鼻から漏れ出さないように、額を押さえているほうの手の親指と人差し指で傷病者の鼻をつまみます。

　息は傷病者の胸が上がるのが見てわかる程度の量を約1秒間かけて吹き込みます。吹き込んだら、いったん口を離し、もう一度、口で傷病者の口を覆って息を吹き込みます（図15）。このような人工呼吸の方法を「口対口人工呼吸」と呼びます。

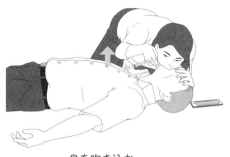
息を吹き込む

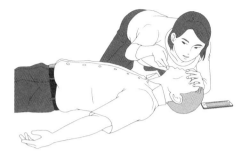
いったん口を離す

口対口人工呼吸の要点
・胸が上がるのがわかる程度
・約１秒間かけて吹き込む
・吹き込みは２回まで

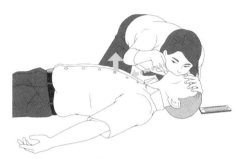
２回目の息を吹き込む

図15　口対口人工呼吸

　息を吹き込むにつれて傷病者の胸が呼吸をしているように動くのを確認します。息を吹き込むたびに軽く胸が上がるのが目標ですが、うまく胸が上がらない場合でも、吹き込みは2回までとします。2回の吹き込みを行う間は胸骨圧迫が中断されますが、その中断は10秒以上にならないようにします。

　吹き込みを2回試みても胸が1回も上がらない状況が続くときは、胸骨圧迫のみの心肺蘇生に切り替えます。

　口対口人工呼吸による感染の危険性は低いといわれていますが、手元に感染防護具がある場合は使用します。感染防護具にはシートタイプのものとマスクタイプのものがあります。シートタイプのものは傷病者と自分の口の間に空気が通る部分を当てて通常の口対口人工呼吸を行います（図16）。マスクタイプのものは傷病者の口と鼻を覆って顔面に密着させ、一方弁の付いた吹き込み口から息を吹き込みます（図17）。

　新型コロナウイルス感染症対応の詳細については「IX　新型コロナウイルス感染症流行期への対応」（p. 103）を参照してください。

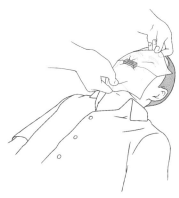

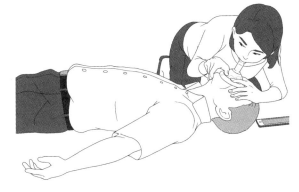

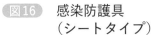
図16　感染防護具
　　　（シートタイプ）

図17　感染防護具（マスクタイプ）

3 AED使用の手順

1）AEDを持ってくる

　AEDは人の目につきやすい場所に置かれています。多くの場合、図18に示すように、AEDのマークが目立つように貼られた専用のボックスの中に置かれています。AEDを取り出すためにボックスを開けると、警告<ruby>警告<rt>けいこく</rt></ruby>ブザーが鳴ります。ブザーは鳴りっぱなしにしたままでよいので、すぐに傷病者のもとに持参してください。

　緊急事態<ruby>緊急事態<rt>きんきゅうじたい</rt></ruby>に備えて、自分の職場や通勤途上のどこにAEDがあるかを普段から把握<ruby>把握<rt>はあく</rt></ruby>しておきましょう。設置場所がわかる全国AEDマップとして厚生労働省が登録を呼びかけている日本救急医療財団（https://www.qqzaidanmap.jp/）のほか、日本AED財団（https://aed-navi.jp/map）などでも公開されています。いざというときに備えて事前にAEDマップを確認して、身近にあるAEDを知っておくとよいでしょう。

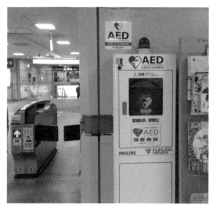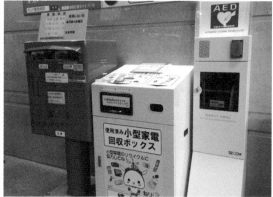

図18　AEDは目につきやすい場所に置かれています

日本救急医療財団
全国AEDマップ

日本AED財団
AED N@VI

2）AEDの準備

心肺蘇生を行っている途中でAEDが届いたら、すぐにAEDを使う準備に移ります。

AEDを傷病者の頭の近くに置くと操作しやすくなります（図19）。

3）電源を入れる

AEDの電源を入れます（図20）。機種によって、ボタンを押して電源を入れるタイプと、ふたを開けると自動的に電源が入るタイプ（電源ボタンはありません）があります。

電源を入れたら、以降は音声メッセージなどに従って操作します。行うべきことが文字や画像のメッセージでも表示される機種があります。

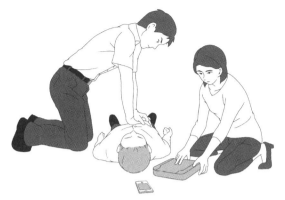

図19 AEDを傷病者の頭の近くに置く

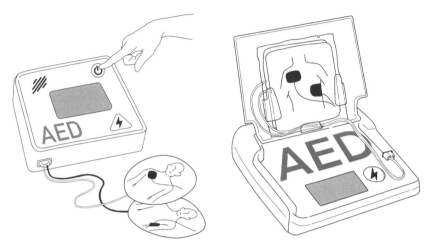

図20 AEDの電源を入れる

4) 電極パッドを貼り付ける

　傷病者の胸をはだけます。胸をはだけるのが難しければ、ためらわずに衣服を切ります。

　AEDのケースに入っている2枚の電極パッドを袋から取り出します。電極パッドや袋に描かれているイラストに従って、まず片方の電極パッドを保護シートから剥がして肌に直接貼り付け、次にもう一方も同様の手順で貼り付けます（図21）。電極パッド2枚が一体になっているタイプもあります（図22）。

　電極パッドの貼り付け位置は、胸の右上（鎖骨の下で胸骨の右）と、胸の左下側（脇の下から5〜8cm下、乳頭の斜め下）です。ブラジャーなど下着の上に電極パッドを貼ってはいけません。適切な位置に貼り付けるために下着が邪魔になる場合に

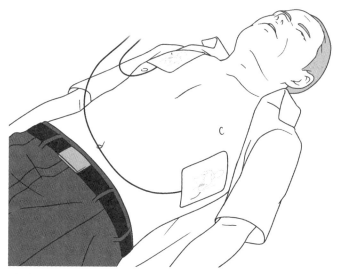

図21　胸をはだけて電極パッドを肌に貼り付ける

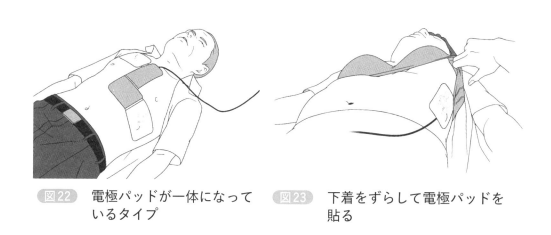

図22　電極パッドが一体になっているタイプ

図23　下着をずらして電極パッドを貼る

は、下着を切るか、ずらして、電極パッドを貼り付ける部位の肌を露出させます（図23）。女性の胸を露出させることはためらいがちですが、電極パッドを正しく貼り付けることを優先します。そのさいに、できるかぎり人目にさらさない配慮も大事です。

なお、電極パッドを貼り付ける間も胸骨圧迫を続けます。

電極パッドは傷病者の肌にしっかり密着させます。電極パッドと肌の間に空気が入っていると電気がうまく伝わりません。

機種によっては、電極パッドから延びているケーブルの差込み（プラグ）を

表1 未就学児用パッドおよび小学生〜大人用パッドの適応傷病者

	未就学児用パッド・モード*	小学生〜大人用パッド
未就学児の傷病者	◎（推奨）	○（可）
小学生や中学生以上の傷病者	×（不可）	◎（推奨）

*未就学児用パッド・モードはこれまで小児用パッド・モードの名称で販売されており、2021年時点では古い表記のままで設置されているものも多い。同様に小学生〜大人用パッドは成人用パッドの表記で設置されているものも多い

AED本体の差込み口に挿入する必要があります。AEDの音声メッセージなどに従って操作してください。

　小学校に上がる前の子ども（乳児や幼児）には未就学児用パッドや未就学児用モード（従来の小児用パッドや小児用モード）を使用します。小学生〜大人用（従来の成人用）と未就学児用の2種類の電極パッドが入っている場合があり、イラストをみれば区別できます。未就学児用パッドが入っていなければ小学生〜大人用の電極パッドを使用してください。未就学児用モードがある機種は、キーを差し込んだり、レバーを操作するなどして未就学児用モードに切り替えて使用してください。

　小学生や中学生以上の傷病者には小学生〜大人用パッドを使用してください。未就学児用パッドは流れる電気が不足するので使用できません。

　未就学児の傷病者にAEDを使用する場合、未就学児用パッドや未就学児用モードの切り替えがなければ小学生〜大人用パッドを使用してください（表1）。

5）心電図の解析

　電極パッドが肌にしっかり貼られると、そのことをAEDが自動的に感知して、「体から離れてください」などの音声メッセージとともに、心電図の解析を始めます。周囲の人にも傷病者から離れるよう伝え、誰も傷病者に触れていないことを確認してください（図24）。傷病者の体に触れていると、心電図の解析がうまく行われない可能性があります。

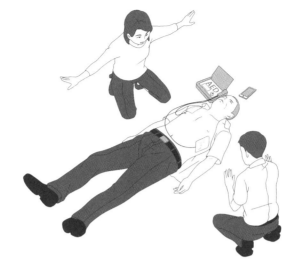

図24　誰も傷病者に触れていないことを確認する

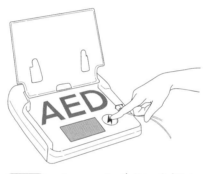

図25　ショックボタンを押す

6）電気ショックと心肺蘇生の再開

（1）電気ショックの指示が出たら

　AEDは心電図を自動的に解析し、電気ショックが必要な場合には、「ショックが必要です」などの音声メッセージとともに自動的に充電を開始します。周囲の人に傷病者の体に触れないよう声をかけ、誰も触れていないことをもう一度確認します。

　充電が完了すると、連続音やショックボタンの点灯とともに「ショックボタンを押してください」など電気ショックを促す音声メッセージが流れます。これに従ってショックボタンを押して電気ショックを行います（図25）。このときAEDから傷病者に強い電気が流れ、体が一瞬ビクッと突っ張ります。

　電気ショックが必要な場合に、ショックボタンを押さなくても自動的に電気が流

れる機種（オートショックAED）が2021年7月に認可されました。傷病者から離れるように音声メッセージが流れ、カウントダウンまたはブザーの後に自動的に電気ショックが行われます。この場合も安全のために、音声メッセージなどに従って傷病者から離れる必要があります。

電気ショックのあとは、ただちに胸骨圧迫から心肺蘇生を再開します。「ただちに胸骨圧迫を開始してください」などの音声メッセージが流れるので、これに従ってください。

（2）ショック不要の指示が出たら

AEDの音声メッセージが「ショックは不要です」の場合は、その後に続く音声メッセージに従って、ただちに胸骨圧迫から心肺蘇生を再開します。「ショックは不要です」は、心肺蘇生が不要だという意味ではありません。

7）心肺蘇生とAEDの手順の繰り返し

AEDは2分おきに自動的に心電図解析を始めます。そのつど、「体から離れてください」などの音声メッセージが流れます。心肺蘇生中はこの音声メッセージを聞きのがさないようにして、メッセージが流れたら傷病者から手を離すとともに、周囲の人にも離れるよう声をかけ、離れていることを確認してください。

以後も同様に心肺蘇生とAEDの手順を繰り返します。

8）救急隊への引き継ぎ

心肺蘇生とAEDの手順は、救急隊員と交代するまであきらめずに繰り返してください。

傷病者に普段どおりの呼吸が戻って呼びかけに反応したり目的のある仕草が認められた場合は、心肺蘇生をいったん中断して様子をみてください。再び心臓が停止してAEDが必要になることもありますので、救急隊員と交代するまでAEDの電極パッドは傷病者の胸から剝がさず、電源も入れたままにしておいてください。

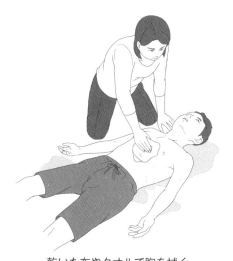

乾いた布やタオルで胸を拭く

図26　胸が濡れている場合

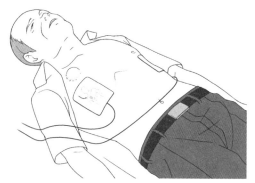

出っ張りを避けて貼り付ける

図27　医療器具が植込まれている場合

9）注意をはらうべき状況

　電極パッドを肌に貼り付けるときには、注意をはらうべきいくつかの状況があります。

（1）傷病者の胸が濡れている場合

　傷病者が汗をかいていたり、水泳や入浴で胸が濡れていると、電極パッドがしっかりと貼り付かないだけでなく、電気が体表の水を伝わって流れてしまうために、AEDの効果が十分に発揮されません。乾いた布やタオルで胸を拭いてから電極パッドを貼り付けてください（図26）。背中や床は濡れたままでも問題ありません。

（2）貼り薬がある場合

　電極パッドを貼り付ける位置に湿布薬や貼り薬などがある場合には、まずこれらを剥がします。さらに肌に残った薬剤を拭き取ってから、電極パッドを貼り付けます。貼り薬の上から電極パッドを貼り付けると電気ショックの効果が弱まったり、貼り付け部位にやけどを起こすことがあります。

（3）医療器具が胸に植込まれている場合

　皮膚の下に心臓ペースメーカや除細動器を植込む手術を受けている傷病者では、胸に硬いこぶのような出っ張りがあります（図27）。貼り付け部位にこの出っ張りがある場合、電極パッドは出っ張りを避けて貼り付けてください。

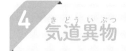

4 気道異物

1）気道異物による窒息

　気道異物による窒息とは、たとえば食事中に食べ物で気道が完全に詰まって息ができなくなった状態です。死に至ることも少なくありません。窒息による死亡を減らすために、まず大切なことは窒息を予防することです。飲み込む力が弱った高齢者などでは食べ物を細かくきざむなど工夫しましょう。食事中にむせたら、口の中の食べ物を吐き出してください。

　異物が気道に入っても咳ができる間は、気道は完全には詰まっていません。窒息になる前であれば、強い咳により自力で排出できることもあります。救助者は大声で助けを求めたうえで、できるだけ強く咳をするよう促してください。咳ができなくなった場合には、窒息としての迅速な対応が必要です。

　もし窒息への対応が途中でわからなくなったら、119番通報をすると通信指令員が行うべきことを指導してくれますので、落ち着いて指示に従ってください。

2）窒息の発見

　適切な対処の第一歩は、まず窒息に気がつくことです。苦しそう、顔色が悪い、声が出せない、息ができないなどがあれば窒息しているかもしれません。このような場合には"喉が詰まったの？"と尋ねます。声が出せず、うなずくようであればただちに気道異物への対処を行わなければなりません。

　気道異物により窒息を起こすと、親指と人差し指で喉をつかむ仕草（図28）をすることがあり、これを「窒息のサイン」と呼びます。この仕草をみたら周囲の救助者は異物除去の手順を行ってください。また、傷病者は窒息したことを言葉で周りに伝えることはできないので、この仕草で知らせましょう。

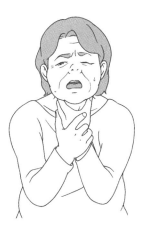

図28 窒息のサイン

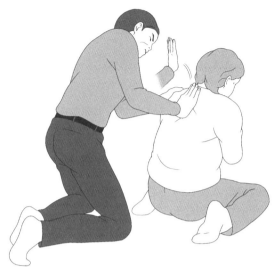

図29 背部叩打法

3）119番通報と異物除去

（1）反応がある場合

　傷病者が声を出せず、強い咳をすることもできないときには窒息と判断し、救助者はただちに大声で助けを呼んで、119番通報を依頼し、以下の順で異物除去を試みてください。救助者が1人の場合、傷病者に反応がある間は119番通報よりも異物除去を優先します。まず背部叩打法を試みて、効果がなければ腹部突き上げ法を試み、異物が除去できるか反応がなくなるまで続けます。

① 背部叩打法

　声が出ない、強い咳ができない、あるいは当初は咳をしていてもできなくなった場合には、まず背部叩打を試みます。立っている、または座っている傷病者では図29のように、傷病者の後方から手のひらの付け根（手掌基部）で左右の肩甲骨の中間あたりを数回以上力強くたたきます。

② 腹部突き上げ法

　背部叩打で異物が除去できなかったときには、次に腹部突き上げを行います。救助者は傷病者の後ろにまわり、ウエスト付近に手を回します。一方の手で握りこぶしをつくり、その親指側を傷病者の臍より少し上に当てます。その握りこぶしをもう一方の手で握って、すばやく手前上方に向かって圧迫するように突き上げます（図

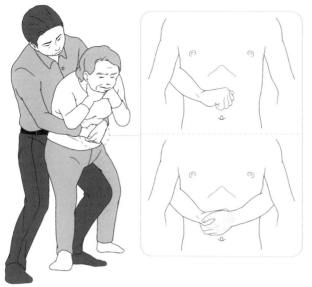

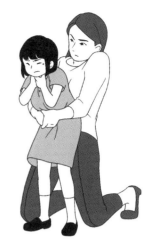

図30　腹部突き上げ法

図31　小児に対する腹部突き上げ法

30）。傷病者が小児（乳児を除く）の場合は救助者がひざまずくと、ウエスト付近に手を回しやすくなります（図31）。異物が除去できるか反応がなくなるまで繰り返し行います。

　腹部突き上げを実施した場合は、腹部の内臓をいためる可能性があるため、異物除去後は、救急隊にそのことを伝えるか、すみやかに医師の診察を受けさせることを忘れてはなりません。119番通報する前に異物が除去できた場合でも、医師の診察は必要です。

　なお、明らかに妊娠していると思われる女性や高度な肥満者、乳児には腹部突き上げは行いません。背部叩打を行います。

（2）反応がなくなった場合

　傷病者がぐったりして反応がなくなった場合は、心停止に対する心肺蘇生の手順を開始します。胸骨圧迫によって異物が除去できることもあります。まだ通報していなければこの段階で119番通報を行い、近くにAEDがあれば、それを持ってくるよう近くにいる人に依頼します。

　心肺蘇生を行っている途中で異物が見えた場合は、それを取り除きます。見えない場合には、やみくもに口の中に指を入れて探らないでください。また異物を探すために胸骨圧迫を長く中断しないでください。

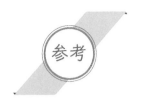
参考　　　　乳児に対する一次救命処置

　この「救急蘇生法の指針」では、一次救命処置（BLS）の簡素化を重視し、市民が小児に心肺蘇生をするさい、成人との違いを気にせずに実施できるように成人と小児でBLSの手順を同じとしています。ただし、乳児（1歳未満の子ども）は体格も小さいため、BLSの最適なやり方が少し異なります。乳児の心肺蘇生や気道異物除去法の大切な点や手技上の相違点をまとめます。乳児に接する機会の多い職種（保育所職員、託児にかかわる者）や養育者は、訓練を受けて乳児に最適化されたBLSを実施することが望まれます。

1　人工呼吸もあわせた心肺蘇生の重要性

　乳児の場合は、少なくとも胸骨圧迫を行うことが前提ですが、呼吸が悪くなったことが原因で心停止に至ることが多いため、できる限り人工呼吸もあわせた心肺蘇生を行うことが望ましいと考えられます。乳児に接する機会の多い方は日頃から日本赤十字社や消防機関などが開催する講習会で訓練を受け、しっかりとした人工呼吸や胸骨圧迫の技術を身につけておきましょう。

2　胸骨圧迫の方法

　乳児の場合は、両乳頭を結ぶ線の少し足側を目安とする胸骨の下半分を、2本指で押します（図32、33）。

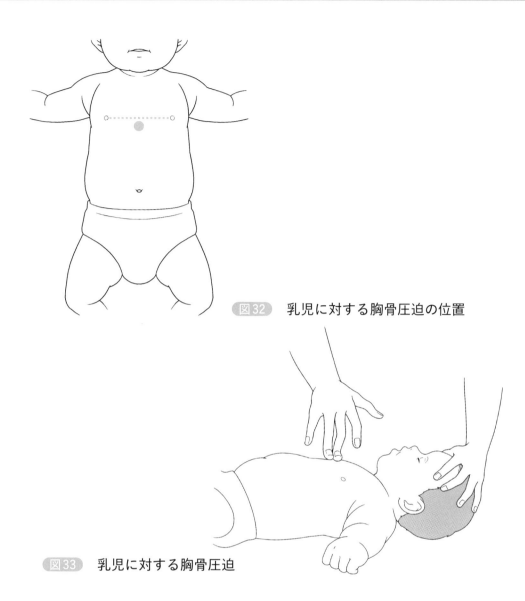

図32　乳児に対する胸骨圧迫の位置

図33　乳児に対する胸骨圧迫

3　人工呼吸の方法

　乳児の頭を少し後屈させて（頭部後屈）、あご先を持ち上げるという点は成人の場合と同様です。ただし、極端に頭を後屈させるとかえって空気の通り道を塞ぐことになるので気をつけましょう（図34）。頭部後屈の後、救助者は大きく開いた口で乳児の口と鼻を一緒に覆い密着させて、胸が軽く上がる程度まで息を吹き込みます。このようにして行う人工呼吸を「口対口鼻人工呼吸」と呼びます（図35）。

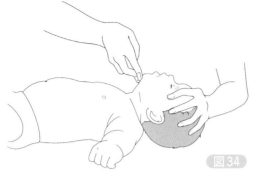

図34 乳児に対するあご先挙上

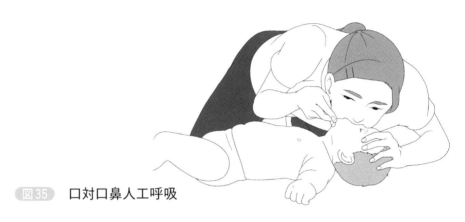

図35 口対口鼻人工呼吸

4 AEDの使い方

　AEDの使い方は小学校に上がる前の小児（未就学児）の場合と同様です（p. 43参照）。電極パッドは未就学児用パッドを使用しますが、それがなければ小学生〜大人用パッドを使用します。ただし、乳児は体が小さいので、パッド同士の接触を防ぐために胸と背中に貼ってください。

5 気道異物への対応

　苦しそうで顔色が悪く、泣き声も出ないときは気道異物による窒息を疑います。窒息と判断したら、以下の対応を開始します。ただし、誰かが周りにいればその前に119番通報を依頼します。

　反応がある間は頭側を下げて背部叩打と胸部突き上げを実施します。乳児では腹

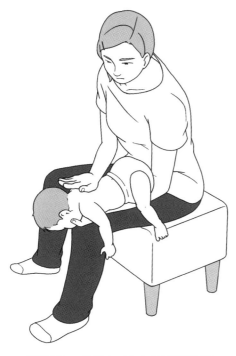

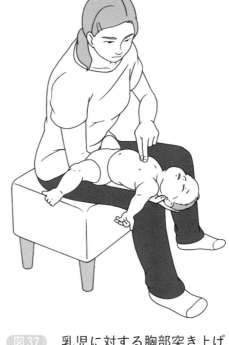

| 図36　乳児に対する背部叩打 | 図37　乳児に対する胸部突き上げ |

部突き上げは行いません。

　背部叩打では、片方の手で乳児のあごをしっかり持ち、その腕に胸と腹を乗せて頭側を下げるようにしてうつ伏せにし、もう一方の手のひらの付け根で背部を力強く数回連続してたたきます（図36）。

　胸部突き上げでは、片方の腕に乳児の背中を乗せ、手のひら全体で後頭部をしっかり持ち頭側が下がるように仰向けにし、もう一方の手の指2本で両乳頭を結ぶ線の少し足側を目安とする胸骨の下半分を力強く数回連続して圧迫します。乳児を腕に乗せて、心肺蘇生のときと同じ方法で胸骨圧迫を行います（図37）。数回ずつの背部叩打と胸部突き上げを交互に行い、異物が取れるか反応がなくなるまで続けます。

　反応がなくなった場合は、まだ通報していなければ119番通報し、次に乳児を床など硬いところに寝かせ、心停止に対する心肺蘇生の手順を開始します。心肺蘇生を行っている途中で異物が見えた場合は、それを取り除きます。見えない場合にはやみくもに口の中を指で探らないでください。また異物を探すために胸骨圧迫を長く中断しないでください。

Q26 心肺蘇生における「反応」とは何か？

A　心停止が疑われる傷病者に対しては、肩をたたく、大声で呼びかけるなどの刺激に対して目を開ける、体を動かす（痛み刺激に対する逃避反応などを含む）など目的のある仕草が認められた場合には、「反応がある」とみなす。この場合、心肺蘇生は不要となる。一方、心停止直後には死戦期呼吸やけいれんなどの動きが認められることがあるが、これらは刺激に対する目的のある応答ではないので、「反応がある」とはみなさない。

Q27 反応があるかないかの判断に迷うとは具体的にどういう状態か？

A　突然の心停止が起こった直後には四肢に引きつるような動き（けいれん）が起こるだけでなく、上半身が反り返る、うなり声をあげるなど、市民にとっては反応があるかないかの判断に迷う場合がある。このように迷った場合には、反応がないときと同様の行動をとるよう指導する。なお、受講者にとって「判断に迷う」という用語の理解が難しい場合には、受講者の年齢などに応じてわかりやすい言葉で伝える。

Q28 119番通報が心肺蘇生開始より優先される理由は何か？

A　訓練を受けていない救助者は、119番通報をすることにより通信指令員から電話を通して助言（口頭指導）を受けることができる。また、近くにあるAEDの情報が得られる場合もある。

AEDを装備し、高度な蘇生技術をもった救急隊員が一刻も早く到着するためにも、心肺蘇生の開始よりも119番通報が優先される。救急隊員が到着するまでの時間が短いほど傷病者の転帰が改善することが知られている。

Q29 救助者が1人だけで応援がいない場合でも、
AEDを取りに行くべきか?

A 　救助者が1人だけで応援がいない場合、AEDを取りに行くと心肺蘇生の開始が遅れる。傷病者の反応がないことを確認したら、ただちに119番通報をして、AEDがすぐ近くにあることがわかっている場合、あるいは通信指令員に教えられたAEDの設置場所がすぐ近くの場合は取りに行く。AEDの設置場所がわからない、あるいは遠い場合には心肺蘇生を続けながら救急隊の到着を待つ。AEDを探すために、時間を費やさないようにする。

Q30 呼吸をみて心停止かどうかを判断するときに
気道確保を行わないのはなぜか?

A 　気道確保を行わない理由は、①気道確保に要する時間を省くこと、②気道確保ができない救助者がこの段階で心肺蘇生をあきらめないようにすること、③気道確保は「普段どおり」の呼吸の判断には不要なことである。心停止の判断を迅速に行い、胸骨圧迫を開始するまでの時間を極力短縮することを重視した。

Q31 呼吸の確認で「見て、聴いて、感じて」の動作を
行わない理由は何か?

A 　「見て、聴いて、感じて」という一連の動作は、微弱な呼吸を見逃さないためや気道狭窄を判断するための観察方法であるが、心停止の判断に重要な普段どおりの呼吸の有無を確認するには、むしろ胸と腹を全体的に見るほうがよいとの考えに至った。反応のない傷病者の場合には自分の顔を傷病者の口元に近づけて狭い視野で観察するよりは、少し離れて俯瞰的に観察するよう指導する。

Q32 「普段どおり」でない呼吸にはどのような呼吸があるのか？

A 心停止の傷病者にみられる「普段どおり」でない呼吸には、不規則な呼吸、まばらな呼吸（極端な徐呼吸）、いびき様呼吸、唸るような呼吸などがある。このような呼吸は心停止でなくてもみられることがあるが、心停止でない傷病者に胸骨圧迫を行うことによる危害は少ない。心停止をより早期かつ高い感度で認識できることのメリットのほうが大きいので、判断に迷った場合を含め「普段どおり」でない呼吸であれば心肺蘇生を行うよう指導する。

Q33 普段どおりでない呼吸をする状況として、心停止以外にどのようなものがあるか？

A 「普段どおり」でない呼吸は、心停止以外にも薬物中毒（泥酔を含む）、てんかん、失神、脳卒中、低血糖などでも出現する。このような場合でも反応がなければ心肺蘇生を開始する対象となるが、胸骨圧迫を嫌がるなどの仕草や明らかな反応が出現したら中止する。

Q34 死戦期呼吸の理解を助けるためにはどう説明したらよいか？

A 激しく泣いたあとの小児にときおりみられる、しゃくりあげるような不規則な呼吸は、死戦期呼吸に類似していると説明するとわかりやすい。しかし言葉だけで理解を得ることは難しいため、呼吸の評価方法を指導するさいには、教材の動画を見せるか、あるいは指導者が死戦期呼吸を実演するなどの指導上の工夫が望まれる。

Q35 呼吸をみる時間は10秒以内なら短いほどよいか？

A 呼吸をみるために10秒以上の時間をかけて胸骨圧迫の開始を遅らせることは避けるべきであるが、呼吸数が少ないときは数秒間では判断できないので、5秒程度は必要である。

Q36 心停止でない傷病者に心肺蘇生を行ったために 重大な障害が生じることはないのか？

A 　心停止でない傷病者に対する心肺蘇生は救急隊などが到着するまでの短時間に限定されるため、重大な障害が発生する可能性は低い。心停止でない状態でバイスタンダー CPR を受けた 345 人の調査では、8.7％の傷病者に胸骨圧迫部位の痛み、1.7％の傷病者に肋骨骨折や鎖骨骨折が生じていたが、重大な内臓損傷はなかったと報告されている。

Q37 脈拍の確認は必要ないか？

A 　もし脈拍の有無を正確に判定できるなら、脈拍は胸骨圧迫開始の必要性を判断する根拠となる。しかし、市民にとって頸動脈の脈拍の有無を判定することは非常に困難であるため、「普段どおりの呼吸」がないことをもって胸骨圧迫が必要であると判断することとした。脈拍を確認せずに胸骨圧迫を開始した場合、実際には心拍が保たれている可能性もあるが、そのような傷病者に対し不必要な胸骨圧迫を行うことの不利益は、胸骨圧迫が必要な傷病者にそれが行われない、あるいは胸骨圧迫の開始が遅れることの不利益よりはるかに少ない。

Q38 反応はないが普段どおりの呼吸がある傷病者は 回復体位とする必要がないか？

A 　必ずしも回復体位とする必要はないが、舌根沈下や嘔吐により呼吸状態が悪化することがあるので、救助者が訓練を受けている場合には回復体位とすることが望ましい。いずれの体位の場合でも、救急隊員に引き継ぐまで呼吸の状態に注意して経過を観察し、呼吸が普段どおりでなくなれば、心停止とみなして胸骨圧迫を開始するように指導する。

心肺蘇生を胸骨圧迫から開始する理由は？

最初に人工呼吸を行う手順に比べ、胸骨圧迫から開始する手順では最初の胸骨圧迫30回と人工呼吸2回のサイクルを完了するまでの時間が短縮されるとの報告が最大の根拠である。また、人工呼吸は手技の習得と維持が比較的難しいと考えられ、人工呼吸をうまく行う自信がないために心肺蘇生を開始しないということを避けるためでもある。

胸骨圧迫の部位の見つけ方として「乳頭間線」を用いてよいか？

胸骨圧迫の部位は解剖学的には胸骨の下半分である。講習では「胸骨の下半分」を圧迫部位として指導してもよいが、簡便な目安としては2010年の指針から「胸の真ん中」を用いている。ただし、講習受講歴のない救助者に対して通信指令員が口頭指導を行うさいには必ずしも適切に指導できないという課題があった。その後の研究のなかには「胸の真ん中」と、かつて用いられていた目安である「乳頭と乳頭を結ぶ線の真ん中」の信頼性は同等であることを示唆するものもある。このため、講習などでは胸骨の下半分を探す目安として「胸の真ん中」を指導するが、口頭指導では「乳頭と乳頭を結ぶ線の真ん中」を用いてもよい。

圧迫のための手の重ね方は？

手のひらの付け根（手掌基部）に力を集中する手の重ね方として、本指針では両手の指を互いに組み、上側の指で下側の手の指を持ち上げるようにする方法を紹介している。指先に力が加わらずに手掌基部で圧迫できるなら、指を組まず、単に両手を重ねるだけでもよい。

Q42 胸骨圧迫の深さを「約5cm」としている理由は？

2010年、ILCORは深さ4～6cmの範囲では深いほど胸骨圧迫の効果が高いとの報告に基づき「少なくとも」5cmの圧迫を推奨していた。2015年、ILCORは6cm以上の圧迫では骨折などの合併症が増加すること、および4.6cmのときにもっとも生存率が高いとの報告に基づき、推奨する深さを「約」5cm（6cmを超えない）とした。しかし欧米諸国では、従来の推奨との整合性を重視して「少なくとも」5cm（6cmを超えない）とした。一方JRCを含むアジア蘇生協議会（RCA）では、アジアの人々は欧米人に比べて体格が小さいことも考慮し、ILCORが推奨する「約」5cmをそのまま採用した。

Q43 心停止に対して胸骨圧迫を行うことで、かえって傷病者を傷つけることはないか？

心停止傷病者への胸骨圧迫は、一定の頻度で肋骨骨折や胸骨骨折などを生じるが、胸骨圧迫を行わなければ救命の可能性はないので、これらの合併症は許容できる。しかし、深さが6cmを超えると合併症が発生する頻度が高くなるので、JRC蘇生ガイドライン2020においては過剰な圧迫を避けることが提案されている。

Q44 JRC蘇生ガイドライン2020では、胸骨圧迫の深さについて、「6cmを超えない」ことを提案しているが、本指針でこの点に触れていない理由は何か？

市民による胸骨圧迫においては深さが不足することがほとんどである。6cmを超えないことを意識するとさらに深さが不足することが懸念されるので、本指針ではあえて「6cmを超えない」には言及せず、しっかりと約5cm圧迫することのみを強調した。ただし、明らかに圧迫が深すぎる受講者に対しては、約5cmとなるように指導する。

Q45 訓練でフィードバック装置を用いるさいの適切な胸骨圧迫の深さは？

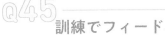

本指針が推奨する「約5cm」を実際の心肺蘇生の現場で達成させるために、どのような数値目標を設定して訓練すべきかについては明らかでない。訓練で用いるフィードバック装置の設定が調節可能であれば、4.5～5.5cmを適正範囲とすることは合理的である。

胸骨圧迫のテンポを100〜120回/分としている理由は？

従来はテンポの上限に明らかなエビデンスがなかったが、近年の研究により120回/分を超えた場合には、胸骨圧迫の深さが浅くなったり、転帰が悪化するとのエビデンスが得られたため、具体的な上限を設けた。

胸骨圧迫のテンポとは1分間に実際に圧迫した回数のことか？

胸骨圧迫が指定されたテンポで中断なく行われれば実際に圧迫した回数とテンポ数が同じになるが、人工呼吸を加えた場合は人工呼吸による中断のため、実際の圧迫回数はテンポ数よりも少なくなる。

胸骨圧迫の解除が重要である理由は何か？

胸骨圧迫を解除している間は、胸腔内の陰圧により静脈還流を促す重要な時期である。実際の心肺蘇生では圧迫解除がしばしば不完全になっている。心拍再開や生存についての影響を評価した研究はないが、動物実験においては不完全な圧迫解除がわずかにあるだけで動脈圧、冠灌流圧、心拍出量、心筋血流量の有意な減少が認められている。

しかし、圧迫解除を意識しすぎて手が胸壁から離れたり胸骨圧迫が浅くならないように指導することが大切である。

胸骨圧迫中に傷病者が目を開けたり手足を動かしたりした場合には、胸骨圧迫を中止してもよいか？

胸骨圧迫中に傷病者が目を開けたり、手足を動かしたりすることがある。これは傷病者の心拍が再開したか、あるいは胸骨圧迫によって十分な血流が供給されているかのどちらかである。もし胸骨圧迫による一時的なものならば、胸骨圧迫を中止すると、このような動きはすぐに消えてしまう。したがって、胸骨圧迫を中止すると傷病者の動きも消えてしまう場合には、傷病者の心拍はいまだ再開していないと判断して、すぐに胸骨圧迫を再開するように指導する。

Q50

胸骨圧迫に伴う疲労はどのように影響するか?

A　疲労のために圧迫の深さやテンポが不十分になる、体重が傷病者にかかったままになるために圧迫の解除(胸の戻り)も不十分になるなど、胸骨圧迫の質が低下する。とくに胸骨圧迫のみの心肺蘇生ではこれらの影響を受けやすく、市民救助者では心肺蘇生を始めて40秒から1分にかけて胸骨圧迫の質が低下し、救助者によっては5~6分で胸骨圧迫を実施できなくなる。また、胸骨圧迫の質が低下しはじめる段階では、救助者は疲労を自覚していないこともある。

Q51

なぜ胸骨圧迫のみの心肺蘇生でもよいのか?

A　成人の心停止に対して市民が行う心肺蘇生では、胸骨圧迫のみでも、人工呼吸を組み合わせた場合と比べて転帰に遜色がないことを示す複数の報告がある。心肺蘇生は胸骨圧迫と人工呼吸を組み合わせるのが理想であるが、人工呼吸の技術が十分でない救助者が人工呼吸を行うと胸骨圧迫が中断されるだけで、心肺蘇生の効果がかえって不十分になるので、このような場合には胸骨圧迫のみを行う。

Q52

胸骨圧迫30回と人工呼吸2回の組み合わせがベストなのか?

A　胸骨圧迫:人工呼吸比が15:2の場合と比較すると、30:2の場合のほうが社会復帰率が高かったという研究報告がある。50:2と5:1の比較では、50:2の優位性を示唆した研究もあるが、30:2と50:2を比較した研究はない。現時点では30:2より優れている組み合わせは確認されていない。蘇生現場においては、必ずしも30回ちょうどという回数に厳格にこだわる必要はない。

Q53

窒息や溺水による心停止、小児の心停止で人工呼吸の必要性が高い理由は何か?

A　窒息や溺れた場合などでは低酸素が原因で心停止が起こっている。このような場合には肺から酸素を送り込むことが重要なので、人工呼吸の必要性が高い。小児の心停止は低酸素が原因であることが成人に比べ多いため人工呼吸の必要性が高く、その場合は人工呼吸を加えないと転帰がよくないことが示されている。

Q54

人工呼吸を教える意義はあるか？

窒息や溺水による心停止、小児の心停止では人工呼吸の必要性が高い。人工呼吸を加えることにより、講習の時間が長くなったり、手技が複雑になったとしても、このような傷病者に遭遇する機会のある受講者に人工呼吸を教える意義は大きい。

Q55

心拍再開の徴候を定期的に観察しなくてもよいのはなぜか？

普段どおりの呼吸があるか、呼びかけに反応するか、目的のある仕草がみられるか、などを定期的に観察するために心肺蘇生を中断することは弊害が大きい。一方、心拍が再開していることに気づかず、救急隊員と交代するまで心肺蘇生を継続しても傷病者に大きな不利益はない。したがって、心拍再開の徴候を定期的に観察する必要はない。

Q56

人工呼吸が上手にできなかったらどうすればよいか？

心肺蘇生では人工呼吸と胸骨圧迫の組み合わせを上手に行うことが理想である。しかし、人工呼吸は胸骨圧迫より難しい手技であり、実際の蘇生場面では上手に行うことができないこともある。このような場合、成功するまで人工呼吸をやり直すことで、もっとも重要な胸骨圧迫の再開が遅れることは避ける必要がある。人工呼吸は胸が上がることが目標であるが、うまくできた場合も、できなかった場合も、2回の吹き込みを試みたのち3回目は行わずにただちに胸骨圧迫を再開する。

その後の人工呼吸でも、胸が1回も上がらない状況が続くときは、胸骨圧迫のみの心肺蘇生に切り替える。

なお人工呼吸がうまくいかない理由として、頭部後屈あご先挙上が不十分であること、隙間から息が漏れていることなどがあるので、訓練で適切な手技を習得しておくとよい。

Q57 口対口人工呼吸による感染の危険性はないか？

A　口対口人工呼吸による感染例が少数報告されているものの、実際に感染が起こる危険性は低い。口対口人工呼吸を行うさいには手元にあれば感染防護具を使用するが、それによって感染の危険性をなくせるかは不明である（新型コロナウイルス感染症の対応については p.103 参照）。

感染を心配して人工呼吸を実施しないと判断した場合でも、胸骨圧迫は必ず行うべきである。

Q58 電気ショックが必要となるのはどのような心停止か？

A　電気ショックは、心室細動（VF）あるいは無脈性心室頻拍（無脈性 VT）による心停止の場合に必要となる。

VF とは、心室を構成する個々の心筋がそれぞれ無秩序に収縮・弛緩を繰り返すため、心臓全体としての秩序だった収縮が起こらず、血液ポンプとしての機能が失われて心停止となった状態である。

無脈性 VT とは、心室が独自に興奮を繰り返す心室頻拍のうち血液の拍出がほとんどなく脈拍を触れない状態である。

Q59 迅速な電気ショックはなぜ必要か？

A　VF/無脈性 VT の状態から心拍を再開させるには、電気ショックが不可欠である。電気ショック実施までの時間が経過すればするほど効果が低下し、最終的には電気ショックが無効の心静止になってしまうので、迅速な電気ショックが必要である。迅速な電気ショックを実現するには、早期通報と市民による AED の使用が重要となる。

Q60 VF/無脈性 VT はどのような病気が原因で生じるのか？

A　VF/無脈性 VT は、急性心筋梗塞や心筋症、QT 延長症候群、ブルガダ症候群、心臓震盪、電解質異常、薬物中毒などが原因で生じることが多い。

V　一次救命処置

Q&A

Q
26
〜
82

Q61 公衆の面前で傷病者の胸をはだけてもよいか？

心肺蘇生は衣服をつけたままでも可能であるが、AEDのパッドを貼るさいには、必ず傷病者の胸をはだけなければならない。公衆の面前であっても救命のためにはやむをえないが、とくに傷病者が女性の場合にはできるだけ人目にさらさないような配慮が望まれる。

Q62 電極パッドを貼る間も胸骨圧迫が必要か？

救助者が1人だけの場合には、電極パッドを貼付するために胸骨圧迫を中断せざるをえない。しかし、電気ショック前の胸骨圧迫中断時間を短くすると生存退院率の増加が期待できるので、救助者が2人以上いる場合は、電極パッドを貼る間も胸骨圧迫を続ける。

Q63 電極パッドが2枚それぞれ独立しているタイプと、一体型になっているタイプとの違いは何か？

一体型のタイプは2枚の電極パッドを胸骨圧迫の深さなどを測るセンサーでつなげたものであり、電極パッドとしての機能に違いはない。

Q64 AEDの電極パッドの呼び方が「小児用」「成人用」から「未就学児用」「小学生～大人用」に変わったのはなぜか？

2006年から1歳以上8歳未満の小児を適応とする「小児用パッド」が認可され、「小児用パッド」と「成人用パッド」の2種類が販売されるようになった。その結果、小学校で高学年の児童に小児用パッドが誤って使用され電気ショックのエネルギー量が不足することや、混乱によってAEDの使用が遅れる懸念が生じた。そのため、2011年に小児用パッド（小児用モードを含む）の適応が未就学児に限定され、8歳未満であっても小学生は成人用パッドの対象となった。しかし、「小児用」「成人用」という名称が原因で、小学生に対し誤って小児用パッドが使われかねない事例が報告されたため、JRC蘇生ガイドライン2020では、適応対象がより明確となるよう、「小児用」「成人用」から「未就学児用」「小学生～大人用」と呼び方を変更した。本指針でもそれにならった。

Q65 未就学児用パッドや未就学児用モードがない場合には、
小学生～大人用でもよいのはなぜか？

A　未就学児に対して小学生～大人用を用いたさいに起こりうる問題点は、電気ショックのエネルギー量が未就学児に対して大きすぎることである。このさい心筋障害が生じうるが、電気ショックによって心拍を再開させなければ救命できないため、デメリットよりも心拍再開の可能性が優先される。

Q66 心電図の解析時は心肺蘇生を中断する理由は何か？

A　胸骨圧迫などに伴って発生するアーチファクトはAEDの心電図解析を妨害するからである。心電図解析時は傷病者に触れてはならない。

Q67 電気ショックを行うとき、救助者は傷病者から
どのくらい離れればよいか？

A　傷病者に触れていなければ電気ショック時に感電する危険性はないが、ショックボタンを押す人が安全を確認できる距離をとる。また、体がふらつくなどで誤って傷病者に触れることのない程度に離れておく。

Q68 電気ショック後、ただちに胸骨圧迫を再開する理由は何か？

A　電気ショック直後に自己心拍が再開することは少ないうえ、電気ショック前後の胸骨圧迫中断時間を短くすると生存率が増加するので、電気ショック後はただちに胸骨圧迫を再開したほうがよい。音声メッセージを待つことなくただちに胸骨圧迫を再開してもよい。電気ショックの直後に自己心拍が再開した傷病者に胸骨圧迫を行っても、それによる弊害は少ない。

「ショックは必要ありません」の音声メッセージの意味は何か？

VF/無脈性VT以外は、すべて「電気ショックが必要ない」と判断されるが、これには自己心拍の再開だけでなく、心静止/無脈性電気活動（PEA）も含まれている。受講する市民が「ショックは必要ありません」のメッセージを「心肺蘇生をやめてもよい」と誤解しないように、メッセージのあとにただちに胸骨圧迫から心肺蘇生を開始することを強調して指導する。

AEDの音声メッセージは講習のときと同じか？

AEDの音声メッセージはメーカーや製造年代などによって異なるため、実際に用いるときは講習のときと同じではない可能性がある。音声メッセージの内容が異なっている場合でも、実際に使用しているAEDの音声メッセージに従う。

一般的なAEDとオートショックAEDは判別できるか？

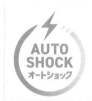

使用するAEDがオートショックAEDかどうかは、表示されているロゴマークを見れば判別できる。また、設置場所に掲示されている識別標識で判別できることもある。オートショックAEDを一般的なAEDのつもりで使用すると、ショックボタンが存在しないこと、ショックボタンに似たマーク（押しても作動しない）があること、などで戸惑って電源ボタンを押してしまう可能性がある。また、「ショックが必要です」の音声メッセージから約5秒後に電気ショックが自動的に行われるので、傷病者から離れるのが遅れると、感電するおそれがある。

Q72 電極パッドを貼るさいに注意をはらうべき状況は他にあるか？

A まれな状況にばかり着目すると、重要な手順についての理解や記憶が妨げられるため、そのような状況での対応については質問があった場合にのみ、下記のように答える。

雪や氷の上に倒れている場合でも電極パッドが水に濡れなければ、傷病者を移動せずにAEDを使用してよい。

胸毛が濃いために電極パッドが肌に密着しない場合、電気ショックの効果が不十分になるだけでなく、非常にまれではあるが、火花によって着火する危険性があるため、除毛が必要となる。

金属製品が電極パッドに接触していたり、2つの電極パッドの間にあると、電気ショックの効果が不十分になるだけでなく、火花が出る危険があるので、接触しないように注意する。

Q73 妊婦や高度な肥満者に腹部突き上げを行わない理由は何か？

A 腹囲の大きい妊婦や高度な肥満者に対しては、腹部突き上げを行うことは技術的に困難であり、さらに妊婦では胎児への悪影響も懸念されるからである。

Q74 気道異物による心停止への対応でAEDを手配する理由は何か？

A 食事中の気道異物による心停止を疑う状況であっても、実際には急性心筋梗塞などの心原性心停止の可能性があり、その場合にはAEDが必要だからである。また、原因によらず反応のない傷病者への対応手順（119番通報とAEDの手配）を統一できることも理由である。

気道異物によって反応がなくなった傷病者の
心肺蘇生に人工呼吸を試みるべきか？

　　胸骨圧迫で異物が移動して気道が開通することもあるので、人工呼吸も試みるべきである。はじめの人工呼吸で胸が上がらない場合も、試みはもう一度だけとする。それでも胸が上がらない場合は、胸骨圧迫を再開し、30回後に再び人工呼吸を試みる。

気道異物による窒息の場合、傷病者の口の中に指を
入れて異物を探ってはいけないのはなぜか？

　　異物が見えない状態で口の中に指を入れてやみくもに探るとかえって異物を押し込んでしまう危険があるからである。異物が見えた場合は指で取り除いてよい。

小児と成人の一次救命処置が同じでよいのはなぜか？

　　年齢や原因ごとに理想的な一次救命処置の方法には細かな違いがあるが、市民がそれぞれの内容を記憶して使い分けることは難しい。細かな違いにとらわれず小児と成人の方法をできるかぎり統一することにより、一次救命処置がより広く普及し実施されるメリットがある。ただし、小児は呼吸が原因で心停止となることが多いので、胸骨圧迫にあわせて人工呼吸も行うことがより効果的と考えられる。

AEDの未就学児用パッド、未就学児用モードには
どのような働きがあるのか？

　　未就学児用パッド、未就学児用モード（従来の小児用パッド、小児用モード）を用いると、電極パッドのケーブルにつけられた電気抵抗またはAED本体に組み込まれた機能により、未就学児に適切なエネルギー量（小学生～大人用の1/3～1/4程度）で電気ショックを行うことができる。

68

Q79 未就学児に対する電極パッドの貼付位置は
小学生～大人の場合と同じか？

A 未就学児に対する電極パッドの貼付位置は小学生～大人と同様でもよいし、胸部の前面と背面としてもよい。電極パッドなどに未就学児のイラストがあれば、そのとおりに貼るよう指導する。いずれの位置の場合でも、電極パッド同士が触れ合わないように貼る。

Q80 乳児の反応を確認する方法は？

A 反応を確認する方法は全年齢で同様である。ただし、新生児や乳児の場合は足裏をたたいて刺激することもあり、保育所職員や養育者など日常的に乳児に接している市民に対しては、この方法を指導してもよい。

Q81 乳児に対して腹部突き上げを行わない理由は何か？

A 乳児は相対的に肝臓が大きく、腹部突き上げを行うと肝臓をはじめ腹部臓器に損傷を与える可能性が高いからである。乳児に接する機会の多い職種（保育所職員、託児にかかわる者）や養育者は背部叩打に加えて胸部突き上げを用いた気道異物除去を行うことが望ましいが、このような訓練を受けていない市民は背部叩打のみを行う。

Q82 新生児の心肺蘇生はどのように指導したらよいか？

A 市民が新生児（出生直後から出生28日まで）に対して行う心肺蘇生は、乳児と同様に行うよう指導する。

Ⅵ ファーストエイド

　急な病気やけがをした人を助けるための最初の行動をファーストエイドといいます。自分自身の急な病気やけがへの対応も含みます。ファーストエイドの目的は、人の命を守り、苦痛を和らげ、それ以上の病気やけがの悪化を防ぎ、回復を促すことです。特別な資格をもたない市民でも比較的安全に実施することができますが、そのために119番通報や医療機関への受診が遅れないようにしましょう。

　「応急手当」ということも多いですが、「応急手当」という言葉は心肺蘇生などの心停止への対応も含めた意味に使われることも多いため、心停止への対応は含まないものとしてファーストエイドという言葉を使用しています。

1 傷病者の体位と移動

　救急隊が到着するまでは、傷病者が望む姿勢にして安静を保ちます。ただし、車が通る路上など危険な場所にいる場合は、安全な場所に移動させます。また、心肺蘇生が必要となる場合には仰向け（仰臥位）にします。

　反応はないが普段どおりの呼吸をしている傷病者（「Ⅴ 一次救命処置」p. 32参照）に対しては、横向きに寝た姿勢（回復体位）にして、喉の奥の空気の通り道が狭まったり、吐物で詰まったりすることを予防します。回復体位では傷病者の下になる腕を前に伸ばし、上になる腕を曲げ、その手の甲に傷病者の顔を乗せるようにします。横向きに寝た姿勢を安定させるために、傷病者の上になる膝を約90度曲げ前方に出します（図38）。回復体位にした場合には、傷病者の呼吸の変化に気づくのが遅れないように、救急隊が到着するまでの間、観察を続けます。

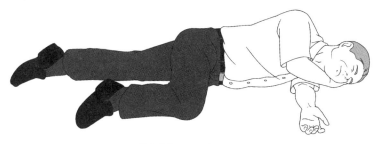

図38　回復体位

2　気管支喘息発作

　気管支喘息の発作時には、肺への空気の通り道である気管支が狭くなり、呼吸が十分にできなくなります。重篤な発作は命にかかわるため、迅速な対応が必要です。喘息発作がひどいと思ったらただちに119番通報してください。

　気管支喘息をもつ人は発作時に使用する気管支拡張薬という吸入薬（口から吸い込む薬）を持っている場合があります。通常は発作時に自分自身で使用します。しかし、発作がひどいと、呼吸が苦しくて自分で薬を取り出すことさえ難しくなります。このような場合には、傷病者の求めに応じて吸入薬を口元に運び、本人が吸えるように手伝ってください。

3　アナフィラキシー

　アナフィラキシーとは、原因となる物質（アレルゲン）を食べたりすることで短い時間で全身に引き起こされる重篤なアレルギー反応をいいます。アレルゲンとしては、鶏卵、甲殻類、ソバ、ピーナッツなどの食品、蜂毒、くすりなどが知られています。全身の皮膚に赤い発疹が現れて腫れたり、気道（空気の通り道）が狭くなって息苦しくなったり、血圧が低下して意識がもうろうとなったりします。命にかかわることもありますので、このような症状が起きた場合はただちに119番通報します。

　このような場合には、アドレナリンという薬の一刻も早い使用が望まれます。このため、過去にアナフィラキシーで重い症状がでた人のなかには、再発に備えて医

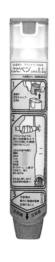
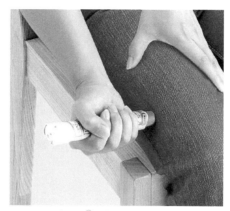

エピペン®を皮膚に押し当てる

図39　エピペン®

師から処方されたアドレナリンの自己注射器（エピペン®：図39）を持っている人がいます。たとえば、ハチに刺される危険性の高い林業関係者や、食べ物にアレルギーのある小児などです。傷病者自身が1人ではすぐに準備できない場合には、エピペン®を使用できるように助けてあげます。

　エピペン®が処方されている児童・生徒などが学校現場などでアナフィラキシーに陥り生命が危険な状態である場合には、教職員や保育所の職員が本人に代わって使用することが認められていますので、緊急時の「エピペン®」の使用や、119番通報など役割分担に基づいた動きがいつでもできるよう、十分に体制を整えておきましょう。

　エピペン®の使用によって症状が改善しても、数時間後に症状がぶり返す可能性があるので必ず主治医の診察を受けさせてください。ただちに受診できない場合には、119番通報を考慮してください。

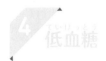

4　低血糖

　糖尿病の人は血糖を下げる薬を使用していることがあります。血糖が下がりすぎると、汗をかいたり指先がふるえたりします。このような症状が出たらブドウ糖タブレットなどを摂取するよう医師から指導されています。それがないときは角砂糖や甘いジュースを持ってきてあげます。

5 けいれん

けいれんの発作中は家具の角などに頭をぶつけてけがをしないように傷病者を守ってください。けいれん中に無理に押さえつけると骨折などを起こすことがあるので行わないでください。舌を噛むのを防止するために、口に物を噛ませたり、指を口に入れることは避けます。歯の損傷や窒息などの原因となり、救助者が指を咬まれる危険性もあります。

けいれんがすぐにおさまらない場合には、119番通報してください。

けいれんがおさまったら、反応を確認してください。反応がなければ心停止の可能性もあるので、一次救命処置の手順に従ってください。ただし、けいれん発作の持病がある傷病者がいつもと同じ発作を起こした場合は、意識が戻るまで回復体位にして気道を確保し、様子をみてください（「1 傷病者の体位と移動」p.70参照）。

6 失神

脳に流れる血液が一時的に減ると、意識を失うことがあります。これを失神といいます。失神しそうだと感じたら、立った状態ではなく、座るか横になることが大切です。失神の種類によっては、前に失神したときと同じようにまた失神しそうだと感じた段階で、自分で足を組んだり、足の筋肉に力を入れたり、しゃがみこんだりすることで防ぐことができる場合があります。

意識を失いそうな人がいたら、座るか横になることをすすめます。

7 熱中症

熱中症は重症化すると死に至る緊急事態です。炎天下での作業やスポーツなどで生じるだけでなく、高温多湿な室内ですごす高齢者や、炎天下の車内に残された小児に生じることもあります。

立ちくらみ、こむらがえり、大量の汗といった症状だけなら、傷病者を風通しの

よい日陰やクーラーの効いた部屋などに移して安静にさせ、体を涼ませながら、塩分と糖分を含んだ飲み物（経口補水液、スポーツドリンクなど）を与えます。頭痛や吐き気、倦怠感などの症状があるときは体を冷やし、医療機関を受診させます。意識がもうろうとしている、体温が極端に高いなどの症状がある場合は、ただちに119番通報し、救急隊が到着するまで体を冷やしつづけてください。

体を冷やすために、衣服を脱がせて体を濡らし、うちわや扇風機で風を当てるのが効果的です。氷のうや冷却パックなどを用いて冷やすときは脇の下、太ももの付け根、首などに当てますが、頬、手のひら、足の裏などでもよいでしょう。

8 低体温症

寒いところで体温が極端に低下すると命の危険があります。それ以上に体温が低下するのを防ぐことが大切です。救急隊を待つ間、まず暖かい場所に移し、衣服が濡れていれば脱がせて、乾いた毛布や衣服で覆って保温してください。

9 すり傷、切り傷

土などで汚れた傷口をそのままにしておくと化膿したり、傷の治りに支障をきたす場合があります。可能であれば、すみやかに傷口を水道水など清潔な流水で十分に洗ってください。深い傷や汚れがひどい傷では、流水で洗浄後、傷口を清潔に保ってすみやかに医師の診察を受けてください。破傷風の予防接種をしていない場合や接種から年月が経っている場合は、後で破傷風になる心配もあります。

10 出 血

けが（外傷）などで出血し、多くの血が失われた場合には命に危険が及びます。できるだけ早い止血が望まれます。出血部位を見つけ、そこにガーゼ、ハンカチ、タオルなどを当てて、その上から直接圧迫して止血を試みてください（直接圧迫止

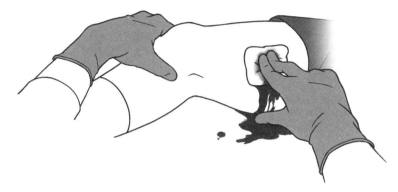

ビニール手袋を着用してガーゼなどで出血部位を圧迫する

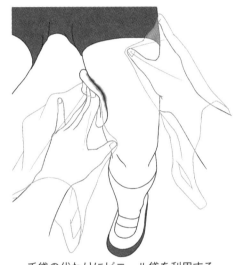

手袋の代わりにビニール袋を利用する

図40　直接圧迫止血法

血法)。圧迫にもかかわらず、出血がおさまらないときは、圧迫位置が出血部位からずれていたり、圧迫する力が弱い場合があります。救急隊が到着するまで出血部位をしっかり押さえつづけてください。

　止血のさいに血液に触れて救助者が感染症にかかる危険はわずかですが、念のために、可能であれば救助者はビニール手袋を着用するか、ビニール袋を手袋の代わりに使用するとよいでしょう（図40）。

　なお、適切な直接圧迫止血法でも出血が止まらない場合に包帯などを利用した即席の止血帯で手足のつけ根側を縛る方法もありますが、神経などをいためる危険があります。実施するには訓練を受けてください。

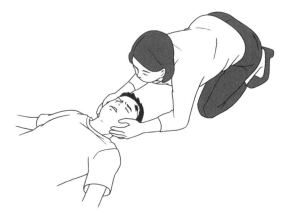

図41 首が動かないように頭を両手で支える

11 捻挫、打ち身（打撲）、骨折

　捻挫や打ち身（打撲）は、冷却パック・氷水などで冷やします。けがをした部位の冷却は内出血や腫れを軽くします。冷却パックを使用するさいには、皮膚との間に薄い布などをはさんで直接当たらないようにしてください。

　けがで手足が変形している場合は骨折が強く疑われます。変形した手足を固定することで、移動するさいの痛みを和らげたり、さらなる損傷を防ぐことができます。固定には添え木や三角巾などを使用します。変形した状態を元に戻す必要はありません。

12 首の安静

　自動車にはねられたり、高所から落ちた場合、あるいは顔や頭に大きなけががある場合、首の骨（頸椎）を痛めている可能性があります。このような場合には傷病者の首の安静を保つ必要があります。意識がはっきりしない傷病者に対しては、傷病者の頭を手でやさしく支え、首が大きく動かないようにします（図41）。頭を引っ張ったり、曲がっている首を戻そうとしたりせず、そのままの位置で保持します。意識のはっきりしている傷病者に対しては、頭を支える必要はありません。

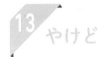

13 やけど

　やけどをすぐに冷やすことで、やけどが悪化するのを防ぎ、治りを早めます。服の上からでもすみやかに水道の流水（りゅうすい）で痛みが和らぐまで10〜20分程度冷やしてください。氷や氷水で冷却（れいきゃく）すると、やけどが悪化することがあります。やけどの範囲（はんい）が広い場合は、全身の体温が下がるほどの冷却は避け、できるだけ早く医師の診察を受けてください。

　水疱（すいほう）（水ぶくれ）は傷口を保護する効果をもっています。水疱ができている場合は、つぶれないようにそっと冷却し、触らないように保護してください。

14 歯の損傷

　歯ぐきからの出血は、丸めた綿（わた）やティッシュペーパーなどで圧迫して止血を試みてください。抜けた歯を「歯の保存液」もしくは冷えた牛乳にひたすか、それらがなければ、乾燥させないようにラップフィルムに包んで、すみやかに歯科医師の診察を受けてください。「歯の保存液」は市販されており、学校などには常備（じょうび）されていることが多いようです。抜けた歯を持つときには付け根の部分に触れないようにします。

15 毒　物（どく　ぶつ）

1) 毒物を飲んだとき

　医薬品（いやくひん）、漂白剤（ひょうはくざい）、洗剤（せんざい）、化粧品（けしょうひん）、乾燥剤（かんそうざい）、殺虫剤（さっちゅうざい）、園芸用品（えんげいようひん）、灯油（とうゆ）などは中毒（ちゅうどく）を引き起こす原因となる物質で、その初期対応は飲んだ物質によって異なります。したがって、毒物を飲んだ場合は、水や牛乳を飲ませたり、吐（は）かせることはせず、119番通報するか医療機関を受診してください。対応に迷ったら公益財団法人日本中毒情報センターの中毒110番に相談することも可能です。そのさい、毒物の種類、

VI

ファーストエイド

飲んだ時刻や量について情報があれば伝えてください。

・大阪中毒110番（365日24時間対応）………………072-727-2499

・つくば中毒110番（365日9時〜21時対応）……029-852-9999

2）毒物の付着

　酸やアルカリなど毒性のある化学物質が皮膚に付いたり、目に入った場合はただちに水道水で十分に洗い流してください。これにより、傷害の程度を軽くすることができます。

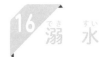
16 溺水

　溺れている人を救助しようとして救助者が死亡する事故を防ぐために、救助は、消防隊やライフセーバーなどの専門家に任せるのが原則です。溺れている人を見つけたら、ただちに119番（海上では118番）などで救助の専門家に通報します。水面に浮いて助けを求めている場合には、つかまって浮くことができそうな物を投げ入れてください。さらにロープがあれば投げ渡し、岸に引き寄せてください。溺れている人の体が水没したら、水没した場所がわかるように目印を覚えておきます。そして、救助の専門家が到着したらその目印を伝えます。

　浅いプールなど救助者の安全が確保できる環境であれば、救助の専門家の到着を待たずに水没した人を引き上げます。水の流れがあるところや、水底が見えなかったり水深がわからない場合は水に入らないでください。水から引き上げたら、一次救命処置の手順に従って反応や呼吸を確認してください。そのさい、水を吐かせるために溺れた人の腹部を圧迫してはいけません。

Q83 本指針で扱うファーストエイドの実施には訓練が必要か？

A　市民用の本文中にあげたファーストエイドは特別な訓練がなくても実施可能な簡単なファーストエイドであるが、より効果的に行うためには訓練が望ましい。ここでの記載内容は市民を対象としたものであり、救急隊員が行う場合にはこの限りではない。

Q84 回復体位をとった場合、定期的に向きを変える必要はないか？

A　多くの場合、救急隊が到着するまでの時間に回復体位の向きを変える必要はない。ただし、長時間、同じ姿勢では傷病者の下になっている側の神経などが圧迫され障害をきたすことがある。およそ30分を経過しても救急隊が到着しない場合には、回復体位を反対向きにするとよい。

Q85 ショックの傷病者の体位はどうするか？

A　ショックとは、全身の血液循環が悪くなった状態である。心臓の血液を送り出す力が低下したり、出血などによって血液の量が減少した場合などさまざまな原因で生じる。元気がなく、顔色が青白くなり、冷や汗を生じるなどが主な症状となる。このような場合には基本的に傷病者を仰向けにする。アナフィラキシー（p.71参照）の場合では、下肢を挙上する体位がすすめられることもある。しかし、それにより血圧などの改善が得られても短時間であり、生命に対する効果は明らかでない。

Q86 喘息患者に対する吸入薬の使用補助についての注意点は何か？

A　吸入薬を正しく使用しないと効果が期待できないだけでなく、過量投与による副作用も起こりうる。そのため、このような傷病者に接する機会の多い者は、吸入薬の適切な使用方法と副作用について理解しておくとよい。

Q87

エピペン®とはどのようなものか？

A　エピペン®とは、アナフィラキシーが生じたときに、傷病者本人が、自分自身にアドレナリンを注射するために用いる注射キットである。これにより症状の進行を抑えることが期待できる。過去にアナフィラキシーで重篤な症状を生じた人に対し医師によって処方され、本人が緊急時に備えて所持している。1本では症状が改善しない場合に備え、2本所持する例も増えている。

Q88

低血糖への対応で注意することは何か？

A　糖尿病の治療として血糖を下げる内服薬やインスリンという自己注射薬を使用している傷病者は低血糖発作を起こすことがある。低血糖の症状には、生あくび、発汗、手のふるえ（振戦）、めまい、脱力、眠気などがある。糖尿病の治療を受けている傷病者にこれらの症状が現れたときは、血糖の上昇を目的にブドウ糖タブレットを摂取させるとよい。ブドウ糖タブレットはかみ砕いて飲み込ませる。ブドウ糖タブレットを用意できない場合には、角砂糖やオレンジジュースなどの糖を含む食品でもよい。意識がない、指示に従うことができない、飲み込むことができない場合は誤嚥の危険がある。そのような場合は摂取させるのを控え、119番通報する。

Q89

けいれんはどのくらい続くと危険か？

A　通常、けいれん発作は約2分以内に自然におさまるが、全身けいれんが5分以上持続する「けいれん重積状態」では、呼吸と循環が障害され生命に危険が及ぶ。全身けいれんが続いている場合には、ただちに119番通報する。

Q90

熱中症で意識がもうろうとしていても、水を飲ませてよいか？

A　熱中症の悪化を防ぐには水分などの補給が必要となるが、意識がもうろうとしているときに無理に飲ませようとすると誤嚥を起こす危険がある。このような場合には飲ませるのは避けて、体を冷やしながら、すみやかに119番通報し、医療機関で点滴によって補給してもらう。

Q91 体温が極端に高い熱中症の場合に、体を冷却する よい方法はないか？

A 炎天下での作業やスポーツなどで生じる大人の熱中症で、体温が極端に高い場合には、その準備ができるのであれば、1～26℃の冷たい水に全身（首より下）を浸して冷却するのがよい。深部体温を測定できない場合は、この方法での冷却は概ね15分程度にとどめる。

Q92 重症の低体温例に対し、電気毛布などを用いて急速に 温めてよいか？

A 重症例では電気毛布などで急速に加温すると体表面温度の上昇により末梢血管拡張が起き、冷たい血液が中心循環へ移動し、一時的に中心部の体温がさらに低下して、急激な血圧の低下や重症不整脈を起こす可能性がある。したがって、重症例の加温は医療機関で行ったほうが安全である。

Q93 凍傷とは何か？　どのように対応したらよいか？

A 凍傷とは、強い寒冷にさらされ体の一部が凍ってしまい傷害された状態をいう。冬の登山などで、手や足の指、耳などの露出部に生じやすい。

患部はこすらないようにし、締めつけず、足の場合は体重をかけないようにする。ぬるま湯（およそ40℃）があれば、患部を浸けて温める。ただし、再び強い寒冷にさらされる危険がある場合は温めるのを避ける。医療機関が近くにある場合も温めずにすみやかに医師の診察を受ける。低体温症にも十分な注意が必要である（p.74参照）。

Q94 破傷風の予防はどのように行うか？

A 破傷風とは破傷風菌により引き起こされる重篤な神経の病気であり、小さな傷でも生じる場合がある。破傷風の予防にはワクチンが有効であるが、接種後10年程度で効果が弱くなるので、追加接種する必要がある。自分の過去の破傷風ワクチン接種の有無と接種時期を知っておくとよい。小児の場合は、母子健康手帳に記載されている。

Q95 直接圧迫止血法でも大出血が続く場合、どのようにすればよいか？

A 直接圧迫止血法は、もっとも簡易で、安全に実施できる止血法であるが、適切な直接圧迫止血法でも止血が困難な四肢からの大出血に対しては、止血帯を使用した止血法（止血帯止血法）を加える。その場合、包帯などを利用した即席の止血帯よりも、市販の止血帯（ターニケット）があれば、その使用を優先する。止血帯を使用した場合には、救急隊が到着するまで緩めないようにする。

止血帯がない場合や四肢以外からの大出血に対しては、止血剤を染み込ませたガーゼ・包帯など（止血剤含有被覆材）を用いて圧迫してもよい。

止血帯や止血剤含有被覆材を効果的かつ安全に使用するにはファーストエイドの訓練が必要である。

Q96 捻挫や打撲に行われるRICEとは何か？

A 捻挫や打撲に対しては、まず患部を安静に保ち（Rest）さらなる悪化を防ぎ、内出血や腫れを抑えるために、冷却パック・氷水などを用いて冷却（Icing）する。また弾性包帯などで軽く圧迫ぎみに固定（Compression）し、さらに腫れが強くならないように心臓より高い位置に保つ（Elevation）。

RICEとは、これらの頭文字を取って、捻挫や打ち身（打撲）に対するファーストエイドを覚えやすいように表したものである。

Q97 頸椎固定器具の使用をすすめないのはなぜか？

A 頸椎を固定する器具としては、頸椎カラーがよく使用される。しかしそれらを使用する過程で頸椎の損傷を生じる危険性があるため、ファーストエイドの訓練を受けた者であっても、頸椎カラーなどの頸椎固定器具の使用を控えて、救急隊の到着を待つ。

Q98 抜けた歯を「歯の保存液」や牛乳にひたしたり、ラップフィルムで包む理由は何か？

A　抜けた歯は「歯の保存液」や牛乳にひたしたほうが、他の液体にひたすよりも保存状態がよくなるからである。それらがなければ、一部の経口補水液で代替できる場合もある。これらにひたすことができない場合には、短時間であればラップフィルムで包むことで乾燥や汚染を防ぐことができる。

Q99 毒物を摂取した場合、水や牛乳を飲ませない理由は何か？

A　水や牛乳を飲むことの医学的効果は毒物の種類によってさまざまであり、消化管からの毒物の吸収が促進されたり、嘔吐を誘発し誤嚥したりする危険が指摘されている。119番通報を行う必要がない場合やその判断に迷った場合には、（公財）日本中毒情報センター中毒110番などに問い合わせるとよい。

- ・大阪中毒110番（365日24時間対応）…………… 072-727-2499
- ・つくば中毒110番（365日9時〜21時対応）…… 029-852-9999

Q100 溺水傷病者の腹部を圧迫して水を吐かせる必要はないか？

A　水を吐かせる必要はない。むしろ吐いた水が肺に流れ込んだりする危険がある。また、それによって心肺蘇生の開始が遅れる。

VII 普及・教育のための方策

※本章は「救急蘇生法の指針（市民用）」には掲載されていません。

1 市民を対象とした一次救命処置教育の工夫

　心停止傷病者の社会復帰率を改善するためには、市民救助者が早期に心停止を認識して119番通報し、一次救命処置（BLS）を開始することが不可欠です。BLSの教育には、受講者が実際の心停止に直面したときに行動できるような知識と技能、意欲を習得できるような工夫が必要です。さらに、実際の行動にあたって障壁となりうる判断の困難さや精神的負担への配慮も求められます。

1）BLSの訓練における教育の効果を高めるための工夫

　限られた時間内に質の高いBLSの技能を習得させるため、いくつかの工夫があります。BLSの訓練を実施するさいには、参加後のアンケートなどにより、その教育効果について評価をしてください。

（1）家族や介護者を対象としたBLSの訓練

　たとえば、心疾患による入院患者の家族などは、退院後に心停止に遭遇して救助者になる可能性が高いだけでなく、患者を助けるモチベーションも高いので、積極的な訓練への参加と効率的な学習が期待できます。

（2）ビデオやウェブ教材による自己学習

　ビデオやウェブ等の動画教材を見ながら知識の整理や実技訓練を行う短時間の自己学習によって、従来の指導者による講習会と同様にBLSの技能を習得することができます。この方法によって、講習会への参加に時間的制約のある人でも受講が可能になり、救助者の数を増やすことが期待できます。

（3）胸骨圧迫のみの心肺蘇生（CPR）の訓練

わが国ではCPRの普及を目的に、より簡易で短時間に実施可能な胸骨圧迫のみのCPRの訓練を積極的に推進しています。しかし、呼吸の異常による心停止（たとえば、溺水による心停止や小児の心停止）には、人工呼吸を行う標準的なCPRが望ましいことを受講者に伝え、人工呼吸も訓練することを促します。

（4）CPRフィードバック器具を用いた訓練

CPRの訓練においては、胸骨圧迫の深さ、テンポ、圧迫解除などについてリアルタイムにフィードバックする器具の使用がすすめられます。フィードバック器具が利用できない場合、音楽やメトロノームなどを圧迫のテンポのガイドとして使用してください。

（5）臨場感を高める工夫

訓練中の臨場感を高める工夫によって、参加者の学習意欲、救助意欲が高まることが期待されます。AEDに録音された実際の救命処置中の音声を参加者に聞かせる、119番通報に対する通信指令員の口頭指導を実演する、死戦期呼吸の映像を供覧することなどで臨場感を高めることができます。

（6）フローチャートや図を活用するさいの注意

訓練中に理解や記憶を助けるために救命処置の手順を示すフローチャートや図などが用いられることがありますが、これらが実際の心停止の現場でBLSの開始を判断する目的で使用されると開始が遅れてしまう可能性があります。BLSの開始が遅れることがないように、「反応や普段どおりの呼吸が判断できない場合には即実施」という基本的な考え方を繰り返し伝えることが大切です。

2）救助意欲をBLSの実施に結び付ける工夫

市民救助者が実際に心停止の現場でBLSを実施するさいには、さまざまな障壁があることが明らかになってきました。市民救助者の救助意欲を高めるだけでなく、BLSの実施に対する障壁をなくすことにより、BLSの実施率が高まることが期待されます。

（1）救助意欲を高める工夫

BLSの訓練をすることは技能だけでなく救助意欲を高めることにも有効なので、できるだけ多くの市民に訓練の機会を提供することが大切です。心停止の現場に遭

遇した市民救助者がBLSを開始しないと救命の可能性が急速に低下すること、完璧でなくても何もしないよりは救命の可能性が高くなることを伝えてください。さらに、実際に心停止から社会復帰した人の話を盛り込むことなどで、市民救助者の救助意欲はより高まります。

（2）障壁を取り除く工夫

救助意欲を実際の行動に結び付けるためには、BLSの技能に自信を持たせるとともに、次のような情報で不安を取り除くことも役立ちます。

- 119番通報により心停止の判断や胸骨圧迫についての指導が受けられること
- 反応や呼吸の判断に自信がなくても、胸骨圧迫を開始してよいこと
- CPRによって傷病者を傷つけることを心配する必要はないこと
- 傷病者が小児でも成人と同様のCPRでよいこと
- 人工呼吸ができない状況では胸骨圧迫のみのCPRでもよいこと
- CPRは傷病者が服を着たままの状態でも開始できること
- 電極パッドを貼り付ける部位の肌を露出させるのは、傷病者が女性の場合でも救命のために必要な行為であること
- BLSを行ったさいに、結果によって法的責任を負うことはないこと

また、手順の細かい変更点を強調するあまりBLSを難しいと感じさせないようにして、『強く、速く、絶え間のない胸骨圧迫が最重要』という基本的コンセプトには変更がないことを伝えてください。

3）身体的・精神的な影響を軽減する工夫

（1）身体的な影響を軽減する工夫

指導者はBLSによる身体的な影響について参加者に説明し、参加者自身に胸痛や呼吸困難などの重大な症状が生じたらすぐに訓練を中断させます。会場周辺のAED設置場所を確認したり、AEDを会場に準備するなどの配慮も望まれます。

実際の心停止の現場でも、救助者に胸痛や呼吸困難などの重大な症状が発生することはまれですが、もし発生したらBLSを中断すべきことを訓練のさいに伝えてください。

（2）精神的な影響を軽減する工夫

BLSの実施者は身体的のみならず精神的にも社会的にも保護される必要があります。BLSにかかわることは非日常の体験で、すべての人にストレス反応（不安感、自責の念、気分の落ち込みなど）が生じる可能性があり、時に特別な対応を必要とします。現場でのBLSは完璧でなくてもよいということ、BLSの結果に責任を負う必要はないことも含めて受講者に理解してもらいます。救命の現場に遭遇した後にストレス反応が生じた場合は自分だけで思い悩まず、身近な人や専門家に相談する必要があることを伝えてください。

2　BLS講習の分類と内容

BLS講習の開催にあたっては、受講者の参加意欲、学習意欲を高めることが重要です。受講者のニーズや関心に沿った話題や内容を提供してください。たとえば、スポーツ関連の対象者であればスポーツ中の突然死、夏季であれば熱中症による事故の予防、冬季であれば入浴中の心停止の予防、高齢者施設であれば窒息への対応、保育園であれば小児の事故の予防などがあげられます。

BLS講習の到達目標は、講習参加者の置かれた立場や特性に応じて検討されるべきであり、講習会の形式や時間は、その目標に応じて設定する必要があります。

本項では対象者を以下の3つの群に分けた場合の、それぞれの講習の目標、内容の例を示します（表2）。

1）講習の到達目標

入門講習：救命の連鎖を理解し、胸骨圧迫のみのCPRおよびAEDの操作を行うことができる。

標準講習：救命の連鎖を理解し、人工呼吸を含むCPRおよびAEDの操作を行うことができる。

一定頻度者講習：質の高いBLSを実施することができ、救命の現場で中心的な役割を果たすことができる。

表2	到達目標に応じたBLS講習の区分	
区分	目的	主な対象
入門講習	BLS実施者のすそ野の拡大	受講経験のない市民 十分な受講時間のない市民など児童・生徒（主に小・中学生）
標準講習	人工呼吸も含めたCPRと AED操作法の普及	入門講習受講済みの市民 人工呼吸も習得したい市民 時間に余裕のある市民 生徒・学生（主に高校生以上）
一定頻度者講習	公共スペースなどでBLSの 中心的役割を担う者の養成	一定頻度で心停止に遭遇する可能性の高い者（例：教職員、スポーツトレーナー、公共交通機関のスタッフ）

2）講習の内容

　到達目標に応じたBLS講習の内容を示します（表3）。講習に要する時間は、内容、指導者や資器材の状況に応じて変わるものであり、どれだけの時間をかけるかではなく、受講者が到達目標に達することができる内容と時間にすることが重要です。

　救命処置訓練人形などを用いた実技体験の時間をできるだけ増やすよう心がけます（表2内の実技の部分）。

　入門講習では、胸骨圧迫のみのCPRとAEDの実技訓練に焦点を絞りますが、人工呼吸が必要な心停止も存在することを伝え、次のステップとして、標準講習以上のBLS講習への参加を促します。119番通報することで口頭指導が受けられることや、ストレス、倫理的な問題についても受講者の到達目標に応じて解説を加えてください。

3）乳児に対するBLSの講習

　BLSの簡素化を重視し、成人との違いを気にせずに実施できるように、BLSの手順は成人と小児で同じとされています。ただし、乳児はより体格が小さく、BLSの最適なやり方が少し異なるため、乳児に接する機会の多い職種（保育所職員、託児にかかわる者）や養育者には、乳児に最適化されたBLS講習の普及が望まれます。乳児BLSの講習にあたっては、以下の内容を補足してください。

表3 BLS講習の区分別：講習に含むべき内容の目安

区分	講習に含む内容	時間の目安（分）
入門講習	救命の連鎖、胸骨圧迫（実技）、AED（実技）、一連の流れ（実技）、人工呼吸（紹介）、口頭指導、ストレス反応	45*～90
標準講習	救命の連鎖、心停止の予防、胸骨圧迫（実技）、AED（実技）、人工呼吸（実技）、一連の流れ（実技）、気道異物への対応、口頭指導、ストレス反応	120*～180
一定頻度者講習	救命の連鎖、心停止の予防、胸骨圧迫（実技）、AED（実技）、人工呼吸（実技）、一連の流れ（実技）、気道異物への対応、口頭指導、ストレス反応、知識と技能の確認	220

*1～2名に1個の簡易トレーニングキットを用意し、胸骨圧迫の実習を行う場合

・人工呼吸が重要であることの強調

・胸骨圧迫のさいの二本指圧迫法

・口対口鼻人工呼吸法

・AEDも使用可能であること

・気道異物除去法（背部叩打と胸部突き上げ）

4）再講習までの間隔

　BLSの技能と意欲は、訓練後3～12か月で衰えはじめますが、頻回の訓練や再評価によって改善します。BLSの再講習は、12～24か月よりも短い間隔で行うことが望まれます。

　従来の集中的な訓練と再訓練の組み合わせだけでなく、数週～数か月にまたがり訓練を分散して実施することも有効とされています。

5）知識と技能の確認（一定頻度者）

　一定頻度で心停止に遭遇する可能性の高い人については、心停止の現場で主導的役割を担うことが期待されるため、より多くの知識、質の高い技能の習得が求められます。こうした人を対象とした講習会では、訓練中にフィードバックを行い、知識と技能の確認を行うことが望まれます。

院外心停止の社会復帰率を高めるための方策

1）わが国における院外心停止の現況と市民救助者によるBLS実施の重要性

わが国の令和元（2019）年における院外心停止の発生は約13万件であり、その
うち心原性心停止が6割を占めています。

心停止の発生場所は住宅が多く、全体の7割を占めています。住宅での心停止の
1か月生存率は、公共の場所等で発生した心停止と比べて低く（図42、43）、その
理由には、気づかれない間に多くの心停止が生じていることに加えて、気づかれた
としてもそばに居合わせた人がBLSを実施する割合が低いことがあると考えられ
ます。

令和元（2019）年の市民に目撃された心原性心停止傷病者の社会復帰率は、市民
救助者によるCPRが実施された場合12.3％であり、実施されなかった（適応がな
かった傷病者を含む）場合に比べて2.8倍になると報告されています。

市民救助者によるCPRの実施率は、平成6（1994）年には全心停止傷病者の
13.4％であったものが、令和元（2019）年では50.7％にまで増加しています。これ
には、救命入門コースを含め、応急手当講習の受講者数が年々増加していることも
寄与していると思われます（図44）。しかし、近年、CPRの実施率は横ばい傾向に
あります。さらに、市民が目撃した心原性院外心停止傷病者の社会復帰率は平成
17（2005）年の3.3％から令和元（2019）年の9.0％へと改善していますが（図45）、
いまだ満足できるものではなく、こちらも横ばいになってきています。学校教育へ
のBLS講習のさらなる導入と定着、スマートフォンを活用した救助者の招集など
市民救助者によるBLS実施率を高める工夫が求められます。

2）PAD（市民による電気ショック）プログラムの効果と課題

PADプログラムとは、AEDの設置のみならず、AEDが適切に活用されるように、
計画・管理することを指します。その有効性は証明されており、院外心停止傷病者
の社会復帰率を高めるために、積極的な導入がすすめられています。わが国では、
平成16（2004）年に非医療従事者によるAEDの使用が認められて、AEDの設置が

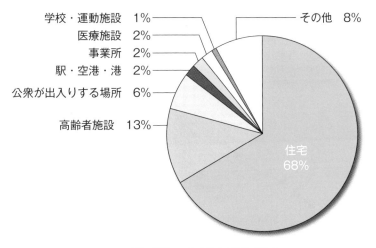

図42　心停止発生割合

〔東京消防庁「救急活動の現況」令和2年版より〕

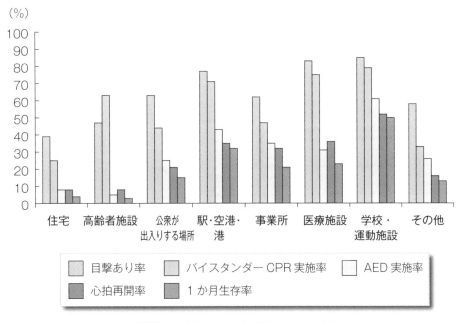

図43　心停止発生場所別の特徴

〔東京消防庁「救急活動の現況」令和2年版より〕

駅、空港、宿泊施設などの公共施設を中心として急速に進みました。令和2年12月末の時点で、わが国で消防機関・医療機関以外に設置されているAEDはおおよそ65万台と推定されています（図46）。

AEDの設置台数の増加に伴って、院外心停止傷病者に対する市民によるAEDの

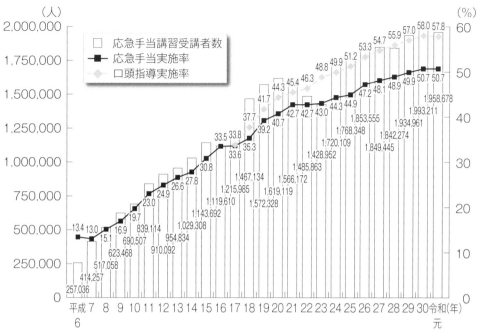

図44 応急手当講習受講者数と心肺機能停止傷病者への応急手当実施率および通報者への口頭指導実施率の推移

〔総務省消防庁「救急・救助の現況」令和2年版より〕

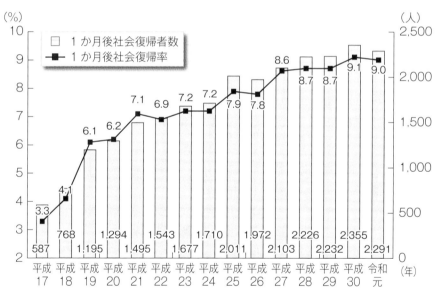

図45 一般市民が目撃した心原性心肺機能停止傷病者の1か月後社会復帰率

〔総務省消防庁「救急・救助の現況」平成27年版、令和2年版より〕

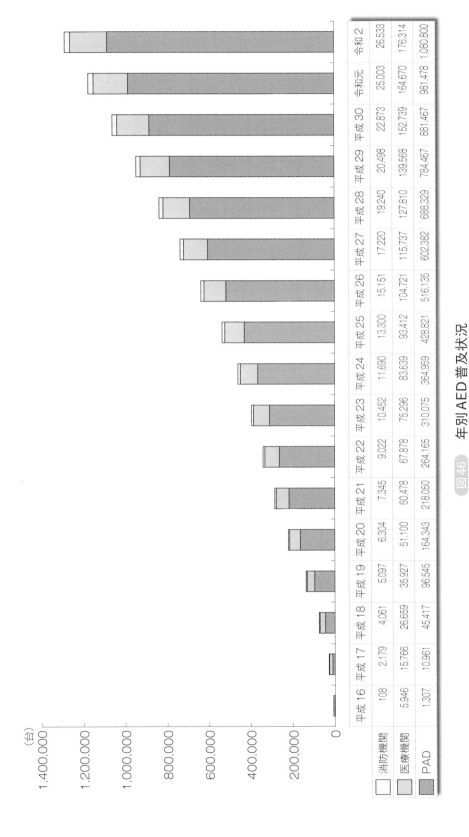

	平成 16	平成 17	平成 18	平成 19	平成 20	平成 21	平成 22	平成 23	平成 24	平成 25	平成 26	平成 27	平成 28	平成 29	平成 30	令和元	令和 2
消防機関	108	2,179	4,061	5,097	6,304	7,345	9,022	10,452	11,690	13,300	15,151	17,220	19,240	20,498	22,873	25,003	26,533
医療機関	5,946	15,766	26,659	35,927	51,100	60,478	67,878	75,296	83,639	93,412	104,721	115,737	127,810	139,568	152,739	164,670	176,314
PAD	1,307	10,961	45,417	96,545	164,343	218,050	264,165	310,075	364,959	428,821	516,135	602,382	688,329	784,467	881,467	981,478	1,080,800

図 46 年別 AED 普及状況

〔令和 2 年度厚生労働科学研究費補助金「AED の販売台数と設置台数の全国調査」より〕

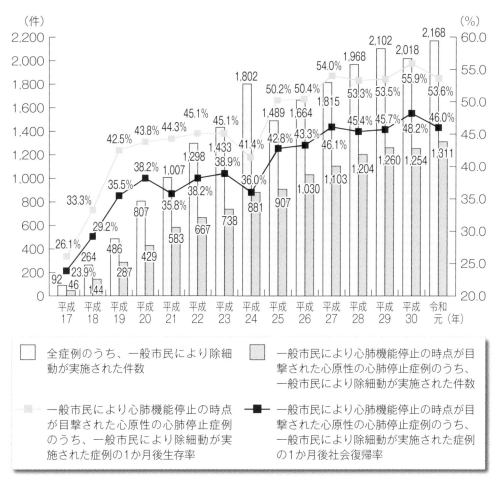

（件）　　　　　　　　　　　　　　　　　　　　　　　　　　　　　　　　　　　　（%）

- 全症例のうち、一般市民により除細動が実施された件数
- 一般市民により心肺機能停止の時点が目撃された心原性の心肺停止症例のうち、一般市民により除細動が実施された件数
- 一般市民により心肺機能停止の時点が目撃された心原性の心肺停止症例のうち、一般市民により除細動が実施された症例の1か月後生存率
- 一般市民により心肺機能停止の時点が目撃された心原性の心肺停止症例のうち、一般市民により除細動が実施された症例の1か月後社会復帰率

図47　一般市民により除細動が実施された件数の推移

〔総務省消防庁「救急・救助の現況」平成27年版、令和2年版より〕

使用事例も増加し、令和元（2019）年には2,168件となりました（図47）。目撃がある心原性心停止のうち市民による電気ショック例の社会復帰率は46.0％であり、救急隊が到着した後で電気ショックを受けた例の20.9％に比べると著しく高く、市民が早期にAEDを用いることの有効性を示しています。

　AEDの設置にあたっては、対象となる集団の特性（AED設置場所に集まる人の年齢分布、身体的活動度など）と設置場所の地域特性（救急隊の応答時間や医療機関との関係など）を考慮する必要があります。また、機器の管理・維持体制やAEDを使う人々への訓練プログラムの充実も重要です。わが国では、AEDの設置についての法的な義務付けはありませんが、日本救急医療財団によって策定され、

厚生労働省から周知された『AEDの適正配置に関するガイドライン（平成25（2013）年9月策定、平成30（2018）年12月改訂）』などを参考にして、計画的・効率的にAEDを設置し、管理することが求められます。厚生労働省は、各都道府県に対してAEDの適切な管理等の徹底も要請しています。また、医療法に基づいて都道府県が策定する医療計画において、AEDの効率的な設置を促しています。

　設置されたAEDを効果的に活用するためには、利用条件（たとえば、休日は使用できないなど）なども含めた正確なAEDの設置情報が提示されることが望ましく、厚生労働省は設置者に対し、AED設置に係る情報の日本救急医療財団への登録を要請しています。日本救急医療財団は、平成27（2015）年よりAED設置情報の登録を開始し、AED設置者の同意の下にホームページ上で「全国AEDマップ」を公開しています。総務省消防庁はこれらの情報を消防機関において活用するよう、都道府県に要請しています。各地の自治体でも独自のAEDマップを運営しているほか、公益財団法人日本AED財団では、ボランティアの協力によってAED設置情報が更新されるAEDマップ「AED N@VI」を提供しています。

　より効果的なAEDの使用を促進するためには、これらの取り組みが連携し全国をカバーして精度の高いAED設置情報を登録、更新できる仕組み、地域特性を考慮した具体的な計画に基づいたAEDの設置と管理、運用体制が望まれます。

3）BLS実施率を高めるための工夫

　令和元年度におけるBLS講習実施母体別の年間の受講者数は、消防機関が約200万人（救急救命講習および救命入門コース）、日本赤十字社が約50万人でした。こうした取り組みによって、CPRの実施率は5割近くになりましたが、これをさらに高めるための工夫が求められます。

（1）胸骨圧迫のみのCPR講習の普及

　胸骨圧迫のみのCPRとAEDの使用法に限定すれば、胸骨圧迫と人工呼吸の両方の習得を目的とした講習（180分）と比較して短時間の講習（45〜120分）であっても、正確な胸骨圧迫とAEDの手技を習得できます。

（2）市民に対する心停止判断の教育

　心停止の現場に遭遇した市民救助者がBLSを開始できない理由として、心停止の判断に自信がないこと、胸骨圧迫やAEDの使用によって傷病者を傷つけること

への懸念があげられます。市民への教育のさいには、反応の有無や心停止の判断に迷ったら119番通報やAEDの要請、胸骨圧迫とAEDの使用を開始する必要があることを伝えることが重要です。さらに、心停止でない傷病者に対して胸骨圧迫を開始したとしても重篤な傷害は生じていないこと、AEDは解析機能を有しており、その指示に従って操作すればよいと伝えることも、BLSの実施を促すために有用と考えられます。

（3）BLS講習の体系的な展開・学校教育への導入と推進

これまで、BLS講習は自主的な希望者を主な対象として行われてきましたが、この方法では受講者の増加に限界があります。受講者を増やすためには、講習実施母体の努力に依存するだけでは不十分で、平成6（1994）年に開始された運転免許取得時講習のBLS講習のような体系的な展開が求められます。実技を含めたBLS教育を体系的に展開することは、国民全体へBLSの普及を図り、心停止傷病者の社会復帰率を上げるために効果的です。

すべての国民がBLSを実施できる社会を実現するためには、学校教育への導入が効率のよい方法と考えられます。わが国では、平成6（1994）年以降、中学校・高等学校の学習指導要領のなかでBLS教育が明記され、徐々に広がりをみせてきましたが、授業時間の確保が難しい、教師にBLS教育の指導経験が乏しい、資器材が不足しているなどの障壁により、必ずしも普及していませんでした。しかし、平成29年告示（令和3年全面実施）の中学校学習指導要領では、胸骨圧迫やAEDの使用を含む応急手当を実習を通じてできるようにすること、平成30年告示（令和4年全面実施）の高等学校学習指導要領では、複数人での対処や胸骨圧迫の優先についても触れるよう求めるなど、BLSの習得が強化されており、そのいっそうの充実が望まれます。学校へのAEDの設置とあわせて、充実したBLS教育を学校で展開することができれば、小学校の児童や中学校・高等学校の生徒を介して家庭での認識も広がることが期待されます。

学校でのBLS教育は、今後のBLS普及の礎になると考えられます。教育現場でBLS教育を体系的に展開するには、消防機関・日本赤十字社・学術団体・その他のBLS普及団体の支援を受けつつ、学校医と連携して学校教員が自らも指導する体制を構築することが求められます。その実現にはBLSを指導する教員のための研修の充実が望まれます。

（4）通信指令員によるBLSの口頭指導

BLSの口頭指導は、通信指令員が、救急現場にいる通報者などに対して電話を通じて心停止の判断や胸骨圧迫の指導などを行うことです。口頭指導は市民救助者によるBLS実施を促す効果的な方法の一つです。

119番通報を受けた通信指令員は、通報者に対して傷病者の反応と正常な呼吸の有無を観察するように指示し、反応がなく、普段どおりの呼吸がないと通信指令員が判断した場合は、通報者に胸骨圧迫のみのCPRを指導します。そのためには通信指令員の教育と訓練が必要となります。また、市民対象のBLS講習においては、口頭指導を受けられることとその内容、および通信指令員に伝えるべき情報について具体例を教示しておくことが重要です。

（5）オンラインを活用したBLS講習

新型コロナウイルス感染症の拡大に伴い、多くの講習が開催できなかったり、人数が大幅に制限されています。こうしたなか、オンラインでBLS講習を行う取り組みが広がりつつあります。技能の確認に工夫が必要ですが、オンラインで講習を開催することで、従来以上に多くの市民にBLS訓練の機会を提供し、BLS実施率の向上に繋がることが期待されます。

（6）スマートフォンを活用した救助者の招集

心停止疑い例が発生したさい、その近くにいる救助の意思がある人のスマートフォンなどに、近くで心停止が発生したこととAED設置場所などの情報を提供するシステムが、わが国の一部地域で運用されています。このような取り組みは世界各地でも進められており、BLSの実施率を高めること、設置されているAEDを有効に活用すること、院外心停止傷病者の社会復帰率を高めることが期待されています。

Q101

「判断に迷う」の意味がわからない受講者にどのように説明したらよいか？

反応や普段どおりの呼吸の有無について「判断に迷う」という言葉の理解が難しい場合には、反応があるかどうか「わからない」、普段どおりの呼吸かどうか「わからない」など、受講者の理解にあわせた言葉に置き換えて説明する。

Q102

BLSが上達できない受講者に対してどのようなアドバイスが有効か？

訓練で正しい技能を身につけることは重要であるが、実際の現場で何らかの行動を起こすことはより重要である。何もしなければ心停止傷病者は短時間で死に至ること、不完全であってもできる範囲で救命処置をすることで回復の可能性が高まることを伝える。

Q103

オンラインの講習会でもBLSの技能を十分に習得できるのか？

オンライン講習では、対面の講習と比較して実技の習得や確認が困難であり、その効果は確認されていない。胸骨圧迫とAEDの使用法については、オンラインであっても指導者がカメラをとおして胸骨圧迫時の姿勢を確認したり、十分に圧迫できたら音が鳴るようなトレーニングキットを各自に配布するなどといった工夫が期待される。

Q104

学校でのBLS教育において、学校教員による指導と医療従事者等による指導で効果に変わりはないか？

学校教員による指導も、医療従事者や消防関係者等の救命処置の専門家による指導と同等の効果があることが示されている。今後は、学校教員に対して指導用教材や指導者向け研修を提供するなど、学校教員がBLS教育を実施しやすい環境を整えていく必要がある。

Q105
生存率や社会復帰率を比較するさいに「目撃がある心原性の心停止」に対象を限定する理由は何か？

A　院外心停止は、心原性（心臓が原因）であるかないか、あるいは目撃があるかないかによってその転帰が大きく異なるので、転帰を比較するさいにはこれらの条件をそろえる必要がある。そのなかでも、「目撃がある心原性の心停止」は社会復帰をした院外心停止の大部分を占め、その生存率や社会復帰率が心停止傷病者に対する病院前救護を含む地域救急医療体制の質をもっともよく反映するからである。

Ⅷ 救命処置における倫理と法律

1 救命処置と倫理

　市民による救命処置は、「命を慈しみ合う」「倒れている人に手をさしのべる」といった善意に基づいた行為として道徳・倫理の観点から実施されるものです。このような倫理観に基づく行動を市民が実践する社会が望まれます。

2 救命処置と法律

　善意の気持ちから救命処置を行いたいと思っても、うまくいかなかった場合に罪に問われることを恐れて、救命処置の実施を躊躇してしまう人がいます。
　わが国においては民法第698条の「緊急事務管理」の規定により、悪意または重大な過失がない限り善意の救助者が傷病者などから損害賠償責任を問われることはないと考えられています。また、刑法第37条の「緊急避難」の規定では、害が生じても、避けようとした害の程度を超えなかった場合に限り罰しないとされています。善意に基づいて、救命処置を実施した場合には、民事上、刑事上の責任を問われることはないと考えられています。しかし、諸外国における「善きサマリア人の法」のような救助者を守るための法整備を求める声もあります。
　なお、医師法第17条では、「医師でなければ、医業をなしてはならない」と定められていますが、救命の現場にたまたま居合わせた市民が救命処置を行うことは医業にはあたりません。厚生労働省は、市民によるAEDの使用は反復継続する意図がないものと認められるため、医師法違反にはならないとの見解を示しています。

3 救命の現場のストレス

　市民にとって救命の現場に遭遇することは非日常の体験であり、問題なくうまく
いったとしても、多かれ少なかれ心的ストレスが生じて、不安を感じたり気分が落
ち込んだりすることがあります。多くの場合、こうした症状は時間とともに軽減し
ますが、症状の程度が強かったり、長く続く場合は自分だけで思い悩まずに、身近
な人や専門家に相談してください。サポート窓口が設置（消防本部、保健所、医療
機関など）されている地域もあります。

4 人生の最終段階と救命処置

　がん・心不全などの最期や加齢により心身が衰えた状態になった場合は「静かに
最期を迎えたい……」といった理由で救命処置を望まない人もいます。このような
人が自宅や施設で心停止となったときに、動転した家族などにより119番通報され
てしまうこともまれではありません。ひとたび要請を受けると救急隊員は救命処置
を開始することが原則で、多くの場合、救命処置を続けながら病院に搬送すること
になります。

　そのため、あわてて救急要請されなくても済むように、あらかじめ本人が自身の
人生の最終段階における医療・ケアを含めた生き方を、家族や介護関係者、かかり
つけ医らとともに話し合っておくことが重要です。このようなプロセスは「アドバ
ンス・ケア・プランニング」あるいは「人生会議」と呼ばれています。

VIII

救命処置における倫理と法律

Q106 救助者に生じうるストレス反応にはどのようなものがあるか?

救命の現場に遭遇した人には、不安や自責の念(「傷病者は助かったのか」「自分は正しく動けたのか」「自分にはもっとできることがあったのではないか」など)、抑うつ気分や無力感(気分が落ち込んで何もやる気がしない)、身体的不調(頭痛、めまい、動悸、疲れやすさ、食欲不振、睡眠障害)などが現れることがある。

Q107 救急隊員はいったん開始した救命処置を中止することはできないのか?

救急要請された救急隊に救命処置を希望しないことを伝えても、救急隊はただちに救命処置を中止することはできない。地域によっては、救急隊はかかりつけ医により発行された「救命処置をしない指示書」などをもとに、かかりつけ医に連絡して指示を受けることで救命処置を中止している。このような対応には、地域の消防機関と医師会などによってプロトコールが整備される必要がある。

IX 新型コロナウイルス感染症流行期への対応

1 基本的な考え方

　新型コロナウイルスは飛沫（しぶき）、エアロゾル（ウイルスなどを含む微粒子が浮遊した空気）あるいは接触により感染するとされています。口対口人工呼吸には感染の危険があるのですが、胸骨圧迫のみでもエアロゾルを発生させる可能性があります。新型コロナウイルス感染症が流行している状況においては、すべての心停止傷病者に感染の疑いがあるものとして救命処置を実施します。

　エアロゾル感染を減らすためには、救助者はマスクを着用し、傷病者の鼻と口をマスクなどで覆うことが重要です。成人の心停止に対しては、人工呼吸は行わず、胸骨圧迫のみを継続し、AEDが到着したら電気ショックを行います。ただし、小児の心停止に対しては、講習を受けて人工呼吸の技術を身につけていて、人工呼吸を行う意思がある場合には、人工呼吸も実施してください。

2 新型コロナウイルス感染症流行期の一次救命処置（BLS）の手順

　一次救命処置（BLS）の流れを図48に示します。以下に非流行期との相違点を中心として、具体的な手順を説明します。

1）安全の確認

　まず自分がマスクを正しく着用できていることを確認します。もし、人数に余裕があるなら、通報や救命処置を行わない人は、窓をあけるなどして部屋の換気を行ったり、多人数で密集しないようにして、残った人は救急隊を誘導するなどの役を担うとよいでしょう。

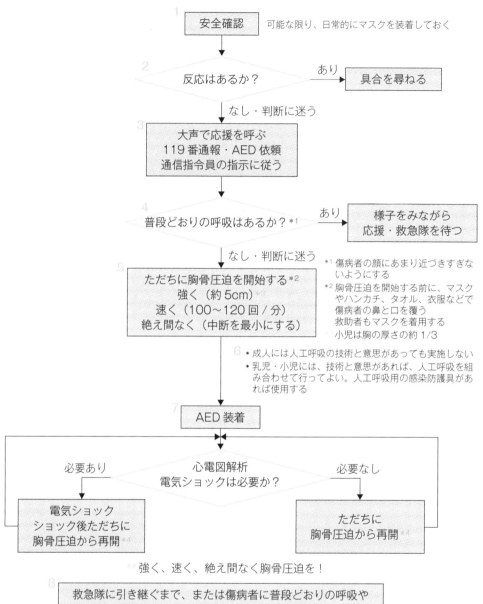

1 安全確認 — 可能な限り、日常的にマスクを装着しておく

2 反応はあるか？ — あり → 具合を尋ねる

なし・判断に迷う

3 大声で応援を呼ぶ
119番通報・AED依頼
通信指令員の指示に従う

4 普段どおりの呼吸はあるか？*1 — あり → 様子をみながら
応援・救急隊を待つ

なし・判断に迷う

5 ただちに胸骨圧迫を開始する*2
強く（約5cm）*3
速く（100〜120回/分）
絶え間なく（中断を最小にする）

*1 傷病者の顔にあまり近づきすぎないようにする
*2 胸骨圧迫を開始する前に、マスクやハンカチ、タオル、衣服などで傷病者の鼻と口を覆う
救助者もマスクを着用する
*3 小児は胸の厚さの約1/3

6 ・成人には人工呼吸の技術と意思があっても実施しない
・乳児・小児には、技術と意思があれば、人工呼吸を組み合わせて行ってよい。人工呼吸用の感染防護具があれば使用する

7 AED装着

心電図解析
電気ショックは必要か？

必要あり → 電気ショック
ショック後ただちに
胸骨圧迫から再開*4

必要なし → ただちに
胸骨圧迫から再開*4

*4 強く、速く、絶え間なく胸骨圧迫を！

8 救急隊に引き継ぐまで、または傷病者に普段どおりの呼吸や
目的のある仕草が認められるまで続ける

救急隊の到着後に、傷病者を救急隊に引き継いだあとは、
すみやかに石鹸と流水で手と顔を十分に洗う

図48 **主に市民が行う新型コロナウイルス感染症流行期の一次救命処置（BLS）の手順**

新型コロナウイルス感染症対応における変更点を赤字で示した
AED：自動体外式除細動器
〔JRC蘇生ガイドライン2020より引用〕
(転載時は上記からの引用として許諾を得てください)

2）反応の確認

顔をあまり近づけすぎないようにして、傷病者の肩をやさしくたたきながら大声で呼びかけます。

3）119番通報とAEDの要請

非流行期と同様に対応します。AEDの使用によってエアロゾルが発生し感染するリスクは高くありません。

4）呼吸の観察

呼吸を確認するさいに、顔をあまり近づけすぎないようにします。

5）胸骨圧迫

傷病者がマスクを着用していれば、外さないでそのままにして胸骨圧迫を開始してください。マスクを着用していなければ、胸骨圧迫を開始する前に、マスクやハンカチ、タオル、衣服などで傷病者の鼻と口を覆います。

6）人工呼吸

成人に対しては、人工呼吸は行わず胸骨圧迫だけを続けます。小児に対しては、講習を受けて人工呼吸の技術を身につけていて、人工呼吸を行う意思がある場合には、胸骨圧迫に人工呼吸を組み合わせます。その場合、お互いのマスクを外します。もし人工呼吸用の感染防護具があれば使用してください。人工呼吸を行うことにためらいがある場合には、胸骨圧迫だけを続けます。

7）AEDの使用

AEDの使用方法は非流行期と同様です。

8）救急隊員への引き継ぎ後の対応

傷病者を救急隊に引き継いだあとは、すみやかに石鹸と流水で手と顔を十分に洗ってください。アルコールで手を消毒するのも有効です。手を洗うか消毒するまでは不用意に首から上や周囲を触らないようにしましょう。傷病者に使用したマスクやハンカチなどは、直接触れないようにして廃棄することが望まれます。

なお、日本蘇生協議会は「新型コロナウイルス感染症への対応の図説」をわかりやすいイラストにまとめています。

 https://www.jrc-cpr.org/covid-19-manual/

Q108

新型コロナウイルス感染症流行下でも小児に人工呼吸を行う理由は何か？

小児の心停止は低酸素が原因であることが多いため、人工呼吸も行ったほうが救命の可能性が高くなることが示されている。加えて、小児の心停止に対応する救助者はすでに傷病者と濃厚に接触していることが多く、もし傷病者が感染していれば救助者もすでに感染している可能性が高い。これらのことから、人工呼吸を行うことによる救助者の新たな感染のリスクよりも、救命の可能性を重視したためである。

Q109

心肺蘇生のさいは、日常的に使用しているマスクではなく、N95マスクを用いたほうがよいのではないか？

ウイルスの防護力はN95マスクのほうが優れているが、顔にしっかりとフィットしていなければ、その防護力は不織布マスクと大差ない。N95マスクの適切な装着には訓練が必要であり、市民救助者が救命処置を行うさいは日常的に使用しているマスクを用いればよい。

Q110

新型コロナウイルス感染症流行下でのBLS講習会における注意点は何か？

新型コロナウイルス感染症流行下であっても、心停止傷病者は数多く発生しており、市民によるBLSの実施を促すためにBLS講習を継続的に開催する必要がある。地域の感染状況を確認しながら、感染防止策を講じたうえで、新型コロナウイルス感染症に対応した内容を含むBLS講習を実施することが求められる。オンラインでのBLS講習の提供も考慮する。詳しくは、日本蘇生協議会（JRC）ホームページ（https://www.jrc-cpr.org/covid-19-manual/）を参照のこと。

一般財団法人日本救急医療財団
心肺蘇生法委員会委員名簿

(R3.8)

氏 名	現 職	構成学会・団体
相引　眞幸	医療法人社団東光会八王子山王病院救急科	日本蘇生協議会
長村　敏生	京都第二赤十字病院副院長	日本小児救急医学会
菊地　研	獨協医科大学心臓・血管内科教授	日本循環器学会
木下　順弘	医療法人緑風会病院院長	日本脳死・脳蘇生学会
黒田　泰弘	香川大学医学部救急災害医学教授	日本集中治療医学会
◎ 坂本　哲也	帝京大学医学部救急医学講座教授	日本救急医療財団
杉田　学	順天堂大学医学部附属練馬病院 救急・集中治療科教授	日本救急医学会
鈴木　昌	東京歯科大学市川総合病院救急科教授	日本内科学会
多田　恵一	医療法人和同会広島シーサイド病院院長	日本麻酔科学会
田邉　晴山	救急振興財団救急救命東京研修所教授	日本臨床救急医学会
種本　和雄	川崎医科大学心臓血管外科学教授	日本胸部外科学会
長尾　建	日本大学病院循環器病センター循環器内科顧問	日本脳低温療法・体温管理学会
永山　正雄	国際医療福祉大学大学院医学研究科 脳神経内科学教授	日本神経救急学会
長谷川潤一	聖マリアンナ医科大学産婦人科学教授	日本産科婦人科学会
畑中　哲生	救急振興財団救急救命九州研修所専任教授	救急振興財団
平本　龍吾	松戸市立総合医療センター小児医療センター所長	日本小児科学会
細野　茂春	自治医科大学附属さいたま医療センター 新生児科新生児部門教授	日本周産期・新生児医学会
丸川征四郎	吹田徳洲会病院救急・集中治療部門長	日本救急医療財団
宮脇　卓也	岡山大学学術研究院医歯薬学域 歯科麻酔・特別支援歯学分野教授	日本歯科医学会
若松　弘也	山口大学医学部附属病院集中治療部准教授	日本蘇生学会
長島　公之	日本医師会常任理事	日本医師会
松﨑　茂	救急振興財団副理事長	救急振興財団
武久　伸輔	日本赤十字社事業局救護・福祉部健康安全課長	日本赤十字社
門倉　徹	全国消防長会救急委員会常任委員・参与	全国消防長会
佐野　裕子	警察庁交通局交通企画課長	関係行政機関
宮内　彰久	警察庁交通局運転免許課長	同
鉄永　正紀	総務省消防庁救急企画室長	同
朝倉　博美	文部科学省総合教育政策局男女共同参画 共生社会学習・安全課安全教育推進室長	同
永田　翔	厚生労働省医政局地域医療計画課 救急・周産期医療等対策室長	同

◎印は委員長をしめす。

事務局　　一般財団法人日本救急医療財団
〒113-0034　東京都文京区湯島 3-37-4 HF湯島ビルディング7階
　　　　　TEL 03-3835-1199　FAX 03-3835-0299

イラスト制作　L&K メディカルアートクリエイターズ株式会社

〔改訂6版〕
救急蘇生法の指針2020（市民用・解説編）

定価（本体価格1,600円＋税）

1997年 4 月15日	第 1 版第 1 刷発行	
2000年 6 月14日	第 1 版第 4 刷発行	
2001年 5 月30日	第 2 版第 1 刷発行	
2005年 6 月15日	第 2 版第 7 刷発行	
2006年 6 月30日	第 3 版第 1 刷発行	
2009年 5 月18日	第 3 版第 5 刷発行	
2011年10月25日	第 4 版第 1 刷発行	
2015年 3 月30日	第 4 版第 5 刷発行	
2016年 3 月31日	第 5 版第 1 刷発行	
2019年10月 7 日	第 5 版第 3 刷発行	
2021年 9 月27日	第 6 版第 1 刷発行	
2023年 4 月 6 日	第 6 版第 2 刷発行	

監　　修　日本救急医療財団心肺蘇生法委員会
発 行 者　長谷川　潤
発 行 所　株式会社 へるす出版
　　　　　〒164-0001　東京都中野区中野 2 - 2 - 3
　　　　　Tel. 03-3384-8035（営業）　03-3384-8155（編集）
　　　　　振替 00180-7-175971
　　　　　http://www.herusu-shuppan.co.jp

印 刷 所　広研印刷株式会社

©2021, Printed in Japan　　　　　　　　　　　　　　　〈検印省略〉
落丁本，乱丁本はお取り替えいたします
ISBN 978-4-86719-026-5